W0411651

Encore un Noël sans bébé

Edwine H

Encore un Noël sans bébé

Endométriose, FIV et un peu d'humour

ISBN numérique : 979-10-262-1242-3

EAN papier : 9791026212430

librinova

Courriel : contact@librinova.com
Internet : www.librinova.com

INTRODUCTION

À un moment de notre vie, nous y pensons tous : fonder une famille. Mais comment réagir lorsque ce projet de vie se transforme en lutte acharnée où s'entremêlent espoirs et échecs.

Nous sommes loin de la belle histoire que vit la majorité des personnes : l'acte intime, la magie de l'heureuse nouvelle et la réalisation de son couple avec une naissance au bout de quelques mois.

Pour mon homme et moi, il s'agit d'une longue quête dont l'issue est incertaine, avec trois difficultés notables : la maladie avec l'endométriose, la pénibilité des fécondations in vitro, et le labyrinthe administratif de l'adoption.

Mais en préambule, soyez rassurés, nous allons bien. Nous sommes heureux et ne regrettons aucune de nos décisions.

Par quelques extraits de notre vécu, je vous propose une immersion dans ce parcours du combattant hyper médicalisé.

A ceux qui vont emprunter ce chemin, j'espère vous le décrire, sans vous effrayer, mais tel que je l'ai ressenti.

Aux proches avec qui il est parfois difficile de tout partager sur l'instant, je souhaite vous livrer nos émotions durant cette épreuve.

Pour faire face à cette situation à laquelle nous ne sommes jamais préparés, je me suis équipée pour tenir sur la distance : l'humour et la musique sont mes armes.

« Quand la vérité n'ose pas aller toute nue,
la robe qui l'habille le mieux, c'est l'humour. »
Doris Lussier

Commençons par mon pedigree :

Je m'appelle Edwine. Au début de l'aventure, j'ai trente-six ans. Mon envie d'enfants, je l'ai depuis des années, mais cela fait plus de deux ans que Nicolas et moi désirons fonder une famille.

Je suis une pessimiste, organisée à tendance psychorigide. N'oublions pas que je suis comptable donc conditionnée par des échéances à respecter : autant de qualités et de défauts qui vont être exacerbés durant ce long périple.

I - LES CHOSES À L'ENVERS

Bien avant d'imaginer une grossesse, j'ai souhaité adopter un enfant voire même une fratrie. Avoir une famille mélangée était un vrai projet de vie.

Ainsi, très jeune, j'ai essayé d'orienter mes choix et d'organiser ma vie afin de prétendre à un agrément pour l'adoption dans les meilleures conditions possibles. Et ce n'est pas chose aisée !

À vingt-neuf ans, j'ai changé d'employeur pour obtenir un meilleur salaire et ainsi m'aider à financer les démarches coûteuses à l'étranger. J'étais prête à lancer mon dossier quand j'ai rencontré mon homme

« Quand on s'est connu, quand on s'est reconnu... »
Jeanne Moreau (Chanson : Le Tourbillon de la Vie)

J'ai donc mis entre parenthèses mon projet pour construire ensemble notre vie. Et un jour, avant même d'espérer un enfant naturellement, nous nous sommes décidés à lancer cette procédure car nous la savions longue.

Contrairement à beaucoup d'autres couples, ce dossier n'était pas un dossier de « la dernière chance mais une possibilité extraordinaire d'être riche d'une famille multiculturelle.

Pour obtenir le sésame vers l'adoption, il faut franchir beaucoup d'étapes.

Tout commence par une réunion d'information qui rassemble toutes les personnes motivées par ce projet. Une grande table en U avec deux « men in black » nous exposent le parcours et ses embûches. La description difficile que nous avons eue décourage bon nombre de postulants.

D'emblée, on nous annonce cinq à dix ans d'attente pour espérer se voir proposer un enfant, sous réserve d'une multitude de critères *(Par exemple, l'impossibilité d'adopter en France lorsqu'on a plus de quarante ans le jour de la proposition d'un enfant).*

De plus, la procédure est longue et répétitive. On commence par des rendez-vous avec des « spécialistes » pendant une année pour espérer obtenir l'agrément, puis, chaque année, on confirme le maintien du dossier en cours et on alerte en cas d'évènement particulier pour actualiser l'agrément.

Enfin, il faut refaire toute cette procédure au bout de cinq ans au titre du renouvellement d'agrément. Tout cela uniquement au titre de la réglementation française et en préambule de toute action à mener auprès des associations et des pays pour constituer un dossier de candidature.

À peine impressionnés par cette machine administrative, nous restons volontaires et complétons le dossier de demande d'agrément.

N'étant pas encore mariés, le formulaire est présenté en mon nom mais en faisant apparaître Nicolas en concubin. Suite à ce dépôt de pièces, je reçois un appel téléphonique pour un premier entretien avec deux assistantes sociales. Elles souhaitent me voir seule car elles ont un message important à me faire passer.

Que de mystère autour de ce rendez-vous exclusivement féminin. Il aurait été tellement plus judicieux de l'adresser au couple...

Légèrement anxieuse, je me rends au centre médico-social de ma ville et me retrouve face à deux femmes peu souriantes.

Le rendez-vous ne s'annonce pas jovial. Pas le choix, courage, on y va Edwine !

Très distantes, intrusives et critiques par rapport à ma démarche, la plus âgée pilote l'entretien :

– Pourquoi déposez-vous un dossier à votre nom, pourquoi faites-vous apparaître votre conjoint, pourquoi n'êtes-vous pas mariés ?

Mes réponses sont simples : nous ne sommes pas mariés car ce n'est pas à l'ordre du jour actuellement et je prends ce dossier qui m'est cher en mon nom mais il s'agit d'une adoption souhaitée par le couple.

Pendant plus de deux heures, j'ai enregistré les informations essentielles qui m'ont été répétées en boucle.

Tel qu'est présenté le dossier actuellement, les droits parentaux sur un enfant ne seront détenus que par moi *(Il n'est pas possible d'apposer les deux noms sur notre demande sans être mariés).*

En outre, je présente mon dossier en y mentionnant Nicolas, donc les pays ouverts à l'adoption pour les femmes seules refuseront mon dossier.

Pour finir, sachant que les critères d'éligibilité à l'étranger sont de plus en plus nombreux, et compte tenu de notre projet de couple, il serait vraiment préférable de se marier avant le lancement du dossier.

De retour à la maison, j'explique la situation à mon homme.

Différer le dossier est impossible pour moi car je suis persuadée que plus nous reculerons le démarrage de cette procédure, plus nous serons pénalisés pour la suite des évènements ; les conditions d'adoption se durcissant.

Pour Nicolas, le mariage n'est pas à l'ordre du jour, pas comme ça, pas maintenant, pas « juste » pour l'administration.

Nous décidons donc de confirmer notre dossier en mon nom en y mentionnant Nicolas.

À partir de ce moment, nous démarrons un parcours de douze mois de rendez-vous avec des assistantes sociales, des psychologues, des pédopsychiatres.

Une vraie psychanalyse avec des personnes qui reposent les mêmes questions, qui ne relisent pas leurs notes et qui ne sont pas toutes des plus agréables.

« Trop de blabla il me dit cet homme-là,
Trop de tracas j'ai donné déjà. »
Princesse Erika (Chanson : Trop de Bla-bla)

Malgré l'attitude de certains et la lourdeur des questions, chaque rendez-vous s'avère être intéressant, une fois que je fais le tri du bon et du mauvais.

La prise de recul sur nos envies, notre analyse sur la famille : autant de sujets qui nous font nous interroger sur ce que nous souhaitons transmettre à nos enfants, sur nos comportements et notre regard sur l'adoption.

Aussi surprenant que cela puisse paraître, j'ai l'impression que notre couple mûri au fil de ce parcours et se consolide même si nos idées et valeurs étaient déjà bien ancrées en nous. En revanche, répondre à beaucoup de questions extrêmement personnelles, se dévoiler complètement à des inconnus reste un exercice très difficile pour moi, cela me dérange, m'irrite parfois au plus haut point. Et certaines interrogations sont détestables.

— Que direz-vous à votre enfant lorsqu'il aura quinze ans ? Que lui expliquerez-vous sur ses origines ? Ferez-vous une différence avec vos enfants biologiques ? Quelle est votre priorité entre un enfant biologique et un enfant adopté ? Vous avez un enfant adopté et un enfant biologique. Ce dernier a bien un père et une mère alors que votre enfant adopté n'a que Madame en un référent

« juridique » puisque le dossier n'est qu'à votre nom. Vous avantagez donc un de vos enfants, pourquoi ?

Toutes ces questions sont légitimes mais il est très difficile de projeter certaines situations, surtout que nous sommes bien loin de vivre tous ces évènements.

En effet, l'obtention de l'agrément permet seulement de lancer une candidature et d'intégrer une liste d'attentes. Comment imaginer une situation avec un enfant dans cinq ou dix ans ?

À chaque fois, je m'inquiète car je ne sais pas si ma réponse est cohérente et si Nicolas a le même discours que moi car nous sommes à certains moments en entretiens individuels.

Décembre 2012, après plus de vingt heures d'entretien, nous détenons notre sésame, je peux démarcher toutes les associations pour leur déposer notre dossier.

Motivée, pendant une année entière, je prends mon dossier à bras le corps et me démène. Je téléphone, je fais des mails, des courriers.

Décembre 2013, le constat tombe. Aucune association n'accepte notre candidature car, désormais, pour tous les pays étrangers, un des critères à remplir est d'être mariés depuis au minimum deux ans. Même si le mariage est un projet, le dossier ne peut pas être déposé tant que le critère n'est pas rempli. Il va falloir réfléchir sérieusement au mariage.

II - AU NATUREL OU PRESQUE, L'HYSTÉROGRAPHIE

En parallèle aux démarches pour l'adoption et après presque deux années, sans trop focaliser mais à espérer une grossesse, le temps est venu de vérifier si tout va bien.

Le premier examen doit nous conforter sur l'absence de difficultés à concevoir. Après un rendez-vous chez mon gynécologue, nous avons nos ordonnances. Chacun pour un examen. Pour moi, ça sera l'hystérographie.

Avril 2014

Peu rassurée suite aux témoignages lus sur internet, je franchis la porte du laboratoire et rentre dans cet univers médical que je connais mal. Situé dans un bâtiment en pierres, le centre d'examen est en rez-de-chaussée sous une grande voûte, sombre et froide. Un peu d'attente et l'on m'appelle.

Quelques informations prises au vol comme : il faut rester détendue car plus vous l'êtes, moins vous sentirez les manipulations, une douleur plus importante devrait arriver vers la fin de l'examen lorsque le liquide aura passé les trompes et touchera les ovaires ; et me voila équipée, cul nu sous une casaque chirurgicale qui ne cache pas mon popotin. Pourquoi aucune pression n'est prévue au bon endroit ? Je n'ai jamais compris et pense que cela doit être fait pour amuser les différents médecins qui comptent le nombre d'arrière-trains vus tous les jours.

Très embarrassée par cette tenue, je m'allonge sur le banc d'examen. L'assistante du médecin est très gentille et se veut rassurante. Dans ma tête, il faut juste que je me détende. Ce n'est qu'une formalité. Après cette étape, j'aurai un stimulant et nous arriverons à avoir un bébé. Frileuse comme je suis, je me surprends à ne pas trembler.

Un grand silence, l'exploration commence.

Comme tous ces examens gynécologiques, la position est très dégradante : jambes écartées, appareillage à l'entrée du vagin et le médecin vient apposer une capsule avec effet ventouse au fond du col de l'utérus.

Je peux suivre la procédure sur l'écran positionné sur mon coté droit. Pour le moment aucune douleur, on reste zen. Le médecin libère tranquillement le produit de contraste qui apparaît alors progressivement sur l'écran. Cela me fait penser aux dessins du test de Rorschach que l'on peut faire chez les psychologues : les grosses taches qu'il faut commenter. *(Ah oui, je ne vous l'avais pas dit mais nous avons eu droit également à ce test là pendant le parcours administratif de l'adoption. Un grand moment d'imagination ce test !)*

Je fixe les formes à l'écran qui changent très lentement. Les minutes passent et le dessin finalement semble avoir fini d'évoluer. Je ne ressens pas grand-chose, aucune grosse douleur. Mes ovaires me paraissent bien loin des zones du produit de contraste, et je ne sens toujours rien. Je ne peux pas me taire. Je lance alors un « Rien ne passe là ?" et scrute la réaction du médecin.

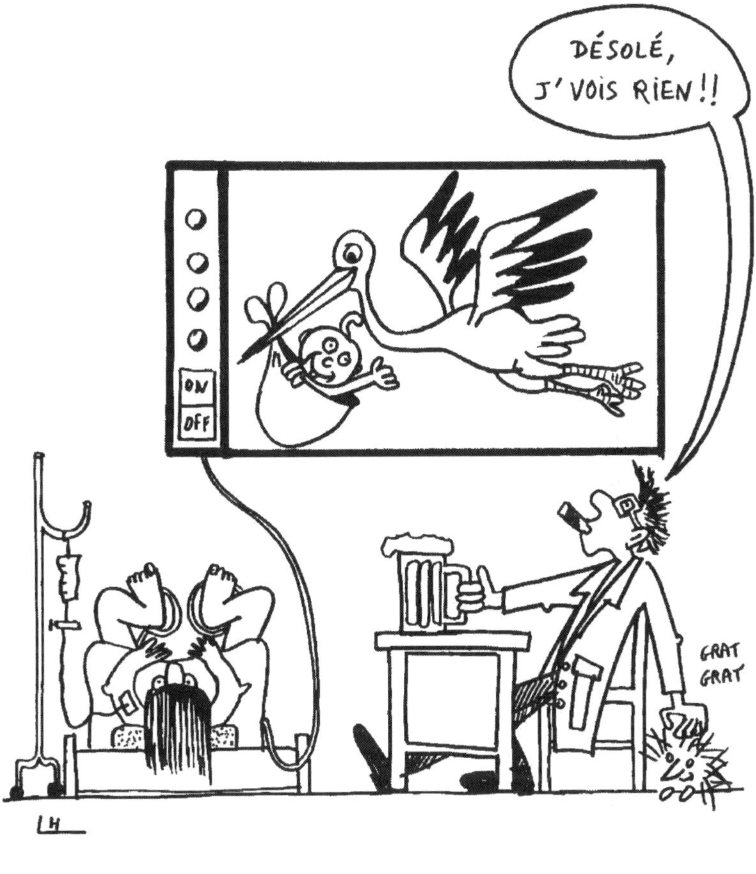

Il parait gêné, ne répond pas tout de suite. Les secondes deviennent longues. Je me prends un coup de chaud et regarde à nouveau l'écran mais rien ne bouge.

— Je dois bien regarder les clichés mais effectivement tout ne semble pas passer, finit-il par me répondre.

L'examen se termine. On m'ôte tout l'appareillage et on me guide vers les toilettes. Je reprends, fesses à l'air, un couloir sombre. Toutes les portes de bureaux sont ouvertes et chacun peut m'apercevoir en petite tenue. J'accélère. On tire un simple rideau pour bloquer le bout du couloir *(qui correspond à l'accueil du labo !)* et on me présente un cabinet de toilettes. Coté confidentialité et intimité, on repassera. Habillée, je retourne en salle d'attente, l'esprit préoccupé car je le sais déjà : il y a un problème.

Un quart d'heure passe, interminable… Enfin, le médecin vient me chercher. Un bureau obscur, voire même austère, et quatre clichés au mur. Il referme la porte derrière moi, et m'explique qu'effectivement, il n'y a pas eu de progression du produit de contraste dans mes trompes. Elles semblent nécrosées donc aucune rencontre ne peut avoir lieu entre un ovule et un spermatozoïde.

— Que dois-je faire ? Une opération ? Un traitement ?

Je recherche un peu de réconfort dans son regard, une lueur positive mais rien.

— Non Madame, vous devez voir votre gynécologue car je vous le redis, il ne peut pas y avoir de rencontre entre un ovule et un spermatozoïde. Il faudra passer par une procréation assistée.

Une procré… quoi ? Non, ça n'est pas possible… pas ça… Je ne suis pas une championne du monde médical mais ces deux mots « procréation assistée » me font peur. L'émotion me gagne, je devine être rouge écarlate et ma tête est lourde. Mais restons digne, je mets ma carapace anti-émotion, quitte le bureau du médecin et passe à l'accueil. J'essaie d'être souriante et procède au règlement de cet horrible examen qui m'annonce qu'un bébé naturel juste à deux est impossible ; puis quitte, sans me retourner, le cabinet médical.

Il pleut. Je suis trempée. Je m'en fiche. Je suis dans un monde parallèle. Le temps s'est suspendu. Je ne pense qu'à Nicolas, à moi, à notre projet de famille.

Arrivée dans la voiture j'essaie de le joindre par téléphone en vain. Je prends la route. Il me rappelle. Je me gare comme je peux et fonds en larmes au téléphone. Incapable de me maîtriser, je ne peux lui annoncer en douceur la nouvelle tant je suis moi-même sous le choc.

Calme et optimiste, Nicolas tente de me rassurer en me disant qu'on va attendre de voir avec le Docteur Monnaie, qu'on suivra ses conseils et que rien n'est terminé. On y arrivera.

III - DOCTEUR MONNAIE

Une semaine plus tard, nous nous rendons au cabinet de ma gynécologue, le Docteur Monnaie, pour comprendre nos résultats d'examens.

Pendant cette longue attente, les paroles du médecin retentissaient en boucle « pas de bébé naturellement... procréation assistée. »

Nous voilà dans son bureau mauve et nous ne la lâchons pas du regard. C'est une petite femme d'une cinquantaine d'année avec une coupe à la garçonne, toujours très pressée d'enchaîner ses patientes car elle est systématiquement en retard, ou plus précisément, elle ne prévoit pas suffisamment de temps pour chaque rendez-vous. Et oui, avec le Docteur Monnaie, le temps c'est de l'argent et son moment préféré c'est lorsqu'elle encaisse !

« Money, get away
Get a good job with good pay and you're okay »
Pink Floyd (Chanson : Money)

Elle commence par regarder les résultats des examens de Nicolas qui ne posent aucun souci *(le chanceux !)*, puis elle passe au compte-rendu du mien ; et enfin regarde les clichés de l'hystérographie.

Je la scrute, essaie de détecter une mou, un sourcillement, une réaction. Que se passe-t-il exactement dans sa tête ? À quel point sommes-nous dans la galère ?

En à peine trois minutes, elle conclut par un :

— Effectivement cela ne peut pas fonctionner. Je vous envoie chez le Professeur Yoda qui est quelqu'un de bien et de très compétent. Il est responsable du centre de PMA *(Procréation médicalement assistée)* du CHU.

Gloups, elle a prononcé les mêmes mots que l'autre médecin...j'ai chaud, mon palpitant repart dans les tours.

— Oui, bon d'accord. On va faire ça mais ça veut dire quoi au juste ?

— Chère Madame, je ne peux rien de plus pour vous. Il y a un problème avec vos trompes donc les traitements que j'aurais pu vous donner ne serviraient de toute façon à rien. Vous devez désormais être accompagnés par un spécialiste.

Moins de dix minutes passées dans son cabinet, un joli chèque encaissé et nous repartons avec les coordonnées du Professeur Yoda.

Complètement secouée par la confirmation de ma gynécologue, c'est Nicolas qui reprend alors les rennes, et téléphone immédiatement au secrétariat du fameux professeur pour obtenir un rendez-vous au plus vite. N'ayant jamais eu auparavant de souci de santé, nous découvrons avec stupeur la réalité du monde médical : dans leur langage « au plus vite » veut dire trois mois d'attente.

Il faut savoir que j'ai un vrai problème avec les dates et les délais. Lorsque je gère quelque chose, je veux que tout se passe efficacement pour avoir rapidement le résultat attendu. Cela fait plus de deux ans que nous espérons avoir un enfant et pour un « bon pour une aide » nous allons devoir patienter trois mois : c'est de la folie !

Me revoilà dans ce tourbillon négatif. Mon projet est ralenti par les agendas compliqués des médecins. Il ne semble pas y avoir de raccourci à prendre, je perds du temps. Nous avons déjà plus de trente-six ans et toujours pas d'enfant, alors chaque mois compte.

On a compris entre les lignes qu'une FIV sera nécessaire mais que se cache-t-il exactement derrière ces initiales ?

Habituellement, ma période préférée est celle du second trimestre de l'année avec le printemps, le retour du soleil, les fleurs, les oiseaux, et un peu plus de temps libre par rapport à mon travail. Mais le printemps 2014 n'aura pas le même effet sur moi qu'habituellement. Cette année, nous avons eu trois longs et interminables mois, cadencés par de multiples recherches sur Internet et des tonnes de questions : une FIV fécondation In Vitro… quel type de protocole allons-nous suivre ? Faut-il choisir le nombre d'embryons ? quels médicaments et effets secondaires vais-je avoir ? Beaucoup de questions sans réponse et on sent que nous allons vivre des situations auxquelles on ne pensait pas être un jour confrontés.

Nous avons pris le parti avec Nicolas de rester discrets pour le moment sur ce sujet. Il s'agit avant tout d'un problème intime de couple. De plus, ne sachant pas encore quel parcours nous allons suivre, il ne sert à rien d'alerter nos proches qui n'en fermeraient plus un œil !

Ce silence est lourd. Le cœur n'est pas aux réjouissances, ce « paraître bien » me pèse mais nous recevons de la famille à la maison. Pas facile de s'amuser et d'être remplie de gaieté.

Concours de circonstance : une naissance est annoncée dans notre entourage et digérer la nouvelle est anormalement difficile pour moi. Dans ce genre de situation, le sentiment d'injustice s'installe en nous et est difficile à combattre. Il faut pourtant garder le sourire de façade et accepter les questions récurrentes de la famille. Le célèbre « et vous c'est pour quand ? » nous est servi à presque chaque repas familial, adultes et enfants posent cette question très spontanée et naturelle mais aussi extrêmement piquante. Il faut réussir à garder son répondant et ne pas montrer qu'à chaque fois, c'est un véritable crève-cœur.

En parallèle, je relance auprès de Nicolas le problème de l'adoption. Ce dossier prend une autre dimension pour moi car pessimiste de nature, j'envisage la possibilité qu'aucun enfant biologique ne verra le jour, donc, il m'apparaît indispensable de remplir les bons critères pour l'administration. Le mariage : on se lance ?

La réponse est claire et douloureuse : non !

IV - PROFESSEUR YODA

Juillet 2014

Nous arrivons au CHU pour notre rendez-vous tant attendu. Remontée à bloc, je suis confiante. Je vais ressortir avec une date. Madame Sablier est de retour et ne compte pas lâcher l'affaire. Une date de dossier, de début de FIV, de ponction, ... bref UNE DATE qui m'ouvre sur une grossesse ! J'ai besoin de planifier, d'organiser, de caler, et de savoir.

Dans la salle d'attente, aucun patient. Nous repérons des médecins mais qui va s'occuper de nous ? La grande blonde toute pressée, le petit un peu mou mais souriant, la femme brune avec des crocs bleu marine aux pieds ?

Enfin, un homme s'approche timidement de nous. Le visage fin, un regard chaleureux derrière de petites lunettes ovales. Il a une tête de souris et la voix d'une extrême douceur. En nous appelant il semble presque s'excuser...et lui c'est notre Professeur Yoda. Mais quel soulagement, il a l'air normal, il a l'air humain !

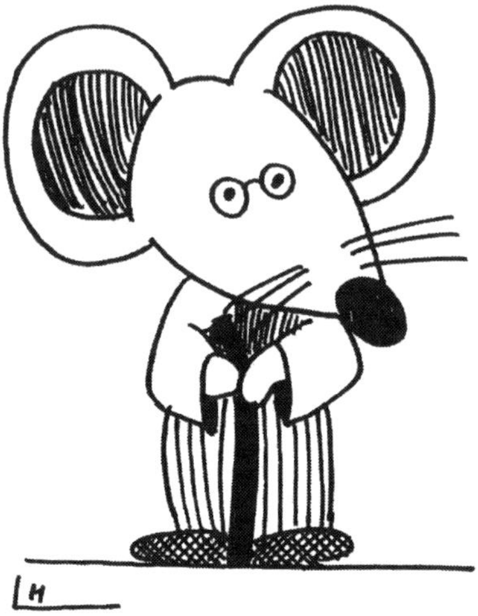

Effectivement, le Docteur Monnaie ne nous a pas envoyé chez lui par hasard. C'est LE responsable du pôle, le spécialiste de la procréation assistée. Très calme, on le sent là avec nous. Il a prévu du temps pour un vrai échange et c'est vraiment appréciable. Il nous écoute, comprend notre projet et également notre urgence compte tenu de nos âges.

Une fois notre dossier enregistré, il regarde les clichés de l'hystérographie avec attention et se met à me poser des questions simples et précises sur mon cycle. Est-ce que j'ai des douleurs au ventre, au dos ? Depuis combien de temps ? Des difficultés à aller aux toilettes ? Etc...Oui j'ai tout ça.

Je lui explique alors en avoir déjà parlé au Docteur Monnaie lors de mes rendez-vous semestriels ainsi qu'aux différents gynécologues que j'ai pu voir depuis mon adolescence. J'avais déjà signalé des douleurs aiguës difficilement supportables pendant les règles, une fatigue importante, et de plus en plus de tiraillements à l'abdomen. Le Docteur Monnaie l'avait constaté lors de palpations de mon ventre mais, selon elle, il n'y n'avait rien d'anormal.

Toujours souriant, il me regarde presque en me plaignant, fait une pause, puis se rassoit à son bureau et complète notre fiche informatique.

— Évidemment vous pouvez rentrer en protocole de FIV, il n'y a aucun problème à cela. Par contre, j'ai une suspicion d'endométriose et de nécrose importante des trompes donc, avant tout démarrage de protocole, vous allez passer une IRM pelvienne pour contrôler cela. En fait les symptômes que vous m'avez décrits peuvent être ceux liés à une endométriose. Il faut vérifier.

Ne connaissant pas ce mot, je le note sur mon carnet et me dis qu'une petite recherche sera nécessaire pour tout comprendre. Quoiqu'il en soit, je sais qu'il accepte de nous aider. Je n'ai pas de date de début de traitement puisqu'il faut passer un dernier examen mais on tient le bon bout. Je me projette avec un essai pour la rentrée scolaire : ça reste acceptable.

Avant de partir, une petite prise de sang pour avoir un nouvel indicateur « l'age de mes ovaires ». Une routine semble-t-il pour ce service plutôt bien organisé. Il s'agit de vérifier « ma réserve ovarienne » c'est-à-dire la capacité des ovaires à produire des ovocytes de bonne qualité.

La fertilité de la femme baisse progressivement avec l'âge du fait d'une diminution de la réserve ovarienne cela se traduit par un amenuisement de la quantité et de la qualité des ovules ainsi qu'une réduction du taux d'implantation embryonnaire dans l'endomètre.

Cette prise de sang va donc permettre au Professeur Yoda de prévoir la réponse ovarienne à la stimulation, de projeter les doses nécessaires afin de stimuler l'ovulation, et d'envisager les chances de succès du traitement.

Je rencontre une des sages-femmes de l'étage qui procède au prélèvement. Je m'assoie dans le fauteuil, lève la tête, et là j'accuse le choc : en face de moi un grand tableau avec des centaines de photos de bébés. Avec le recul, c'est une bonne chose, très positive, qui souligne l'accompagnement, le sérieux et le succès des protocoles. Mais ce jour-là, alors qu'on vient de nous confirmer que le parcours ne sera pas simple, je ne trouve aucun apaisement à regarder ces bambins. Je suis en rejet total et souhaite vite sortir d'ici. De l'air !

V - IRM PELVIENNE

De retour à la maison, je démarre mon « opération phoning » pour décrocher rapidement le rendez-vous pour l'IRM pelvienne. Le Professeur Yoda m'avait parlée d'un délai pour cet examen de l'ordre de deux mois ce qui m'est, évidemment, inconcevable.

Pour le plaisir, voici un petit rétro planning *(déformation professionnelle oblige !)* :

+ 24 mois de tentatives

+ 1 mois pour le rdv de l'hystérographie

+ 3 mois pour le 1er rdv avec le Professeur Yoda

+ 2 mois avant IRM

= 30 mois pour, peut-être, commencer à s'occuper du problème.

Mon défi du jour, obtenir, coûte que coûte, un rendez-vous avant septembre pour réduire notre attente.

Quatorze appels plus tard, le constat tombe : les agendas sont remplis partout dans notre région. Il ne s'agit pas d'un caractère d'urgence *(ce que je comprends)*, l'examen ne sera possible qu'à la rentrée de septembre.

La déception et la colère sont grandes. Encore deux mois perdus juste pour un nouveau contrôle médical, ce n'est pas possible et pourtant...Toutes les grandes villes à trois heures autour de la maison ont des délais tellement lointains.

Je relance un dernier appel qui n'a pu aboutir tout à l'heure, une ultime tentative ; et là, une charmante secrétaire qui a dû entendre ma détresse m'annonce que l'examen peut se faire sous trois jours. C'est incroyable !

L'ascenseur émotionnel monte d'un coup. Des larmes de soulagement s'échappent de mes yeux. Nous gagnons deux mois de timing, c'est formidable. Mais oui, Madame Sablier est heureuse car nous avançons enfin un peu plus rapidement.

Maintenant que la date est calée, intéressons-nous à l'examen. Après quelques recherches sur le net, les témoignages sont très critiques : c'est long, désagréable, sonore. En fait, ça m'est bien égal. Dans trois jours, j'aurai mon « pass » pour un protocole de FIV. Ha ha, c'est le Professeur Yoda qui va être épaté !

En parallèle, je relis les notes prises pendant notre entretien avec lui et me penche sur l'endométriose. Les symptômes initiaux sont de fortes douleurs pendant les règles, lors de rapports sexuels, des tiraillements chroniques qui irradient également le bas du dos, de fortes cystites, des saignements avec les selles, des périodes de fortes fatigues, de l'irritabilité, etc. J'ai beaucoup de ces symptômes *(sauf peut-être l'irritabilité... moi irritable, non pas du tout !).* Mais, blague à part, j'ai sûrement de l'endométriose.

Jour de l'IRM pelvienne, Nicolas ne peut rester car il a une contrainte professionnelle. Il doit repartir avant la fin de mon examen, je le regrette mais c'est ainsi. L'assistante arrive et je dois la suivre. Un dernier regard d'encouragement de mon homme et me voilà dans un vestiaire où je dois encore une fois mettre une casaque cul nu. C'est toujours un plaisir !

« T'as le look coco,
Coco t'as le look,
Pas de doute coco
T'as le look qui te colle à la peau »
Laroche Valmont (Chanson : T'as Le Look Coco)

Dans la salle d'examen, le gros tube est en plein milieu de la pièce. Les deux manipulatrices s'affairent déjà autour de la machine. Je m'allonge sur le dos ; un drap me recouvre. Elles me posent une voie veineuse au pli du coude droit ainsi que deux gels épais aux orifices, puis une grosse ceinture au niveau de l'abdomen. Après quelques maigres informations, tout s'accélère :

— Vous avez bien lu les consignes de cet examen ?

— Oui tout à fait. Il dure vingt minutes d'après la procédure.

— Ha non Madame, pour une IRM pelvienne, il faut compter quarante minutes !

Mais quelle chance ! Je gagne à tous les coups !

Sans plus attendre, on met mes bras le long du corps, une poire d'appel dans la main gauche en cas de mal-être, un casque sur les oreilles pour avoir de la musique. Le lit commence à glisser vers le centre de l'aimant. Pas de panique, je rationalise, la comptable rentre en action : quarante minutes, c'est douze chansons environ.

Le tunnel est ouvert aux deux extrémités, éclairé et ventilé en permanence. La consigne est donnée : il faut rester complètement immobile sinon les images seront floues et de mauvaise qualité ce qui gênera fortement le radiologue pour l'interprétation.

J'ai du son dans les oreilles donc mon corps a envie de bouger, ce n'est pas le moment. Il faut faire abstraction de tout : la position, les injections, le bruit mécanique… quitter son corps pendant quelques temps.

À mi-parcours, le produit de contraste est injecté. Il ne faut toujours pas remuer afin d'avoir les mêmes plans de coupe avant et après l'injection.

L'examen se déroule sans difficulté. Ce n'est ni agréable ni douloureux. Il faut être patient, encore une fois.

De retour en salle d'attente, la radiologue vient me chercher pour me donner son avis sur les clichés, et sa première question est claire :

— Depuis combien de temps souffrez-vous d'endométriose ?

— Je ne sais pas car je l'apprends à l'instant de votre bouche.

Ma réponse l'interloque et elle s'excuse de cette indélicatesse ce qui, en fait, n'est pas grave. Je me dis que le « souci » est détecté.

Elle me montre alors les zones significativement touchées : les ovaires, l'utérus, les parois intestinales. Les couleurs sont foncées pour les endométriomes par rapport au reste. Et il y a beaucoup de grosseurs.

— Vous souffrez d'une endométriose très marquée. Il y a notamment une zone significative sur l'ovaire gauche et une seconde partie le long de la paroi intestinale.

— Est-ce cela qui m'empêche d'avoir un enfant ?

— Oui évidemment et votre endométriose peut aussi expliquer la nécrose de vos trompes.

— Que dois-je faire ?

— Vous devez échanger rapidement avec le Professeur Yoda. Il pourrait y avoir une intervention ou un traitement à suivre avant de procéder à une FIV.

Lorsque je demande à la radiologue de bien vouloir faire suivre au plus vite le dossier au CHU car le projet bébé est entrepris depuis longtemps, elle n'hésite pas à me dire qu'elle le fait immédiatement.

Sa gentillesse et sa réactivité...je crois que je commence à comprendre, à prendre conscience que le problème est réellement important.

Quelques minutes après, je me retrouve dans ma voiture. Dans ma tête un calendrier défile et le bébé disparaît sous neuf mois, douze mois... C'est certain, on n'y arrivera pas rapidement. Il va falloir traiter ce problème avant la FIV et affronter encore une fois les regards et les questions dérangeantes, les fêtes de famille, Noël sans notre petit bonheur. Un grand vide s'installe en moi. C'est dur, très dur.

Pour le moment, je me recentre pour démarrer ma journée professionnelle. Les problèmes personnels ne doivent ni être perçus par mes collègues ni perturber mon travail. Ce n'est pas évident, la carapace anti-émotion est mise à rude épreuve.

Sur le temps du déjeuner, je contacte le secrétariat du Professeur Yoda pour lui demander de revenir vers nous dès que le dossier lui sera parvenu. Extrêmement réactif, la semaine suivante en soirée, il nous appelle.

Nous percevons la même douceur et la même attention de sa part que lorsque nous l'avions vu. Il nous explique qu'avant une FIV, un traitement de l'endométriose va être nécessaire. Il a présenté notre dossier à son équipe et un chirurgien de gynécologie-obstétrie va nous rappeler pour caler un rendez-vous. Il s'agit du Docteur Foufoune.

VI - DOCTEUR FOUFOUNE

Afin de préparer notre entrevue et obtenir une date de FIV *(ha espoir !)* ou d'autres choses *(encore un examen ?)*, je me remets à la recherche de précieuses informations sur l'endométriose.

L'endométriose : qu'est-ce que c'est ?

Petit cours de biologie : L'endomètre est la muqueuse qui tapisse l'intérieur de l'utérus. À la fin du cycle menstruel, s'il n'y a pas eu fécondation, une partie de l'endomètre *(qui se renouvelle constamment)* est évacuée, il s'agit des règles.

L'endométriose est une maladie inflammatoire et chronique de l'appareil génital féminin qui s'explique par un reflux du sang des règles de l'intérieur de l'utérus vers l'intérieur du ventre, par l'intermédiaire des trompes, ce qui entraîne l'apparition de petits nodules d'endomètre.

Un tissu endométrial réagit aux fluctuations hormonales du cycle menstruel. Ainsi, tout comme la muqueuse utérine, il se forme, puis « saigne » chaque mois.

Cependant, lorsque ce tissu se situe à l'extérieur de l'utérus, comme c'est le cas chez les femmes atteintes d'endométriose, les saignements n'ont aucune issue vers l'extérieur du corps. Le sang et les cellules endométriales qui se détachent peuvent irriter les organes avoisinants. Cela peut aussi entraîner la formation de kystes, de tissu cicatriciel, ainsi que d'adhérences qui relient les organes entre eux et causent des douleurs. Ces nodules, au fur et à mesure des cycles, des mois et des années, vont grossir et entraîner des réactions inflammatoires responsables de douleurs très intenses.

Pour soigner l'endométriose, les médecins peuvent avoir recours à un traitement médicamenteux ou à une chirurgie qui peut aller jusqu'à l'hystérectomie *(ablation du corps et du col de l'utérus).*

Et bien voilà, après tout cela, ma liste de questions est prête et mon inquiétude réelle !

Quinze jours plus tard, nous retournons au CHU et rencontrons le Docteur Foufoune.

Le Docteur Foufoune est un chirurgien qui a une haute estime de lui-même. Certainement performant et compétent dans son métier, le côté humain n'est pas vraiment une de ses qualités premières. Dès qu'on le voit, on le comprend. Régnant en maître dans son bout de couloir, il marche rapidement, claque des talons, et fait tournoyer sa blouse blanche autour de lui. Il a la petite quarantaine mesure un mètre quatre-vingt, les cheveux bruns, courts et une paire de lunettes noires sur le nez.

Notre premier échange avec lui reste mémorable :

— Alors pourquoi est-ce que je vous vois ?

— Et bien, Docteur, vous nous avez appelés pour caler un rendez-vous et soigner mon endométriose.

— Ha oui ? Et vous êtes ?

Et voilà, nous sommes tombés sur « la star du bloc ». Loin des grandes qualités humaines du Professeur Yoda, le Docteur Foufoune fait « de l'abattage » de dossier ; dossier qu'il n'a pas regardé et qu'il doit analyser en deux minutes sous nos yeux.

Comme beaucoup de spécialistes, son temps est très limité car il est surchargé. Il nous le fait sentir dès le départ. C'est sans compter sur mes questions et l'intérêt que j'ai à faire avancer au mieux notre dossier.

Après quelques appels téléphoniques, il récupère les résultats de l'IRM et de l'hystérographie, puis procède à une osculation bien ciblée et un peu douloureuse.

Encore les fesses à l'air dans son bureau, je l'écoute et me décompose. Il confirme qu'à la palpation, il y a un kyste de six centimètres sur un ovaire, que je souffre bien d'une endométriose de stade IV et qu'il va avoir recours à une chirurgie.

En moins de cinq minutes, tout bascule et mes craintes s'avéraient être justes. Lors de mes recherches, j'ai bien vu qu'il existait une classification de l'endométriose. Pour un stade IV, on parle d'endométriose sévère qui présente trois grands types de problèmes :

– des douleurs chroniques marquées et souvent très invalidantes, et une infertilité peu contestable ;

– le recours à la chirurgie est pratiquement inéluctable ;

– et enfin, il existe une forte propension aux récidives.

Une fois rhabillée, et en idée fixe vue la situation, je demande à quel moment une FIV pourrait s'envisager ?

— Mais Madame, il faut d'abord préparer le terrain pour favoriser une implantation d'embryon. Cette chirurgie va être lourde car vous avez un stade avancé de la maladie, ce qui peut induire éventuellement la pause d'une stomie *(une déviation chirurgicale d'un conduit naturel).* De plus, vos trompes sont très nécrosées. Je risque de devoir pratiquer une salpingectomie partielle *(enlever une trompe)* ou totale si je n'arrive pas à réparer la seconde. Dans tous les cas, vous devez faire un examen complémentaire dit colo-scanner en septembre donc l'opération pourrait avoir lieu au plus tôt en novembre.

Alors là, c'est trop d'un coup. Encore une fois, les larmes me montent aux yeux, je baisse la tête, je sais que je deviens rouge de colère et de tristesse, mon cœur bat la chamade, je vais exploser. Pourquoi à chaque rendez-vous, doit-on encore faire un examen puis un autre, voir un spécialiste puis un autre, attendre trois mois et encore trois mois ? C'est trop long.

Nicolas sent que je suis en train de défaillir alors il commence à échanger sur la maladie avec le médecin. Je me ressaisis un peu et m'aperçois que je ne fais plus partie de la discussion. Mal à l'aise avec ma sensibilité, Docteur Foufoune ne me calcule plus. Et oui, le côté humain ce n'est vraiment pas son truc.

Avec mon caractère de cochon et son regard fuyant, il m'a agacé *(serais-je un peu irritable ?)*. Je me reprends, me redresse, sors mon carnet et commence ma liste de questions. Je suis une femme sensible mais j'ai ma fierté Docteur Foufoune... à nous deux !

Une demi-heure plus tard, nous sortons du bureau.

Le bilan désastreux de Madame Sablier est le suivant :

+2 mois pour le prochain *(et je l'espère)* dernier examen

+2 mois pour l'intervention.

+3 mois de convalescence au minimum s'il n'y a aucune complication sur le post-opératoire.

La première FIV, avec de la chance *(chance qui nous manque cruellement en ce moment)*, ne se tentera pas avant février de l'année prochaine ! C'est hallucinant !

Qu'est-ce que je ressens ? Je suis écœurée, dégoûtée, en colère ! J'en ai marre des délais, des examens, des mauvaises nouvelles que l'on se prend à chaque nouvelle étape. Et le pire c'est mon impuissance face à tout cela.

Le Docteur Foufoune m'a néanmoins expliqué plusieurs choses et surtout il m'a remis un précieux bout de papier avec son adresse mail pour le cas où j'aurais d'autres questions. Houlala Docteur Foufoune, vous ne savez pas à qui vous avez affaire !

Par contre, malgré mon désappointement, maintenant je sais pourquoi depuis toutes ces années, j'ai des douleurs importantes au ventre, aux intestins et cette fatigue qui ne me lâche pas. Comme me disait le Docteur Foufoune, je me suis habituée à avoir mal.

Ces symptômes croissent avec le temps et depuis plus de trois ans, *(en fait depuis l'arrêt de ma pilule)*, la douleur est devenue permanente, lancinante. J'appréhende d'aller au travail par crainte d'une crise intestinale. Je fuis les réunions par peur de douleurs et de nausées. Mon ventre est tendu, mon bas du dos douloureux. J'ai l'impression de me plaindre sans arrêt et d'être dans la peau d'une vieille personne, de vivre en mode dégradé. Tout cela c'est l'endométriose.

Et je me rends compte que cette maladie commence à être connue et reconnue. Finalement, je ne suis pas seule, mon cas n'est pas isolé.

La lecture de témoignages me fait réaliser que l'issue heureuse de notre projet va vraiment être compliquée. Alors après un harcèlement auprès de Nicolas, des suppliques, de grandes discussions et un besoin d'apaisement, la décision est prise : nous nous marierons en octobre 2014 avant l'opération, pour pouvoir avancer sur le dossier d'adoption. Un petit mariage pour de grandes espérances !

« Le vent fera craquer les branches
La brume viendra dans sa robe blanche
Y aura des feuilles partout
Couchées sur les cailloux
Octobre tiendra sa revanche. »
Francis Cabrel (Chanson : Octobre)

VII - COLO-SCANNER

Septembre 2014

Vous l'avez bien compris, je n'ai pas vraiment accroché avec le Docteur Foufoune mais lorsque je suis rentrée dans le détail de l'examen du colo-scanner, je crois que je l'ai détesté.

Le scanner est un examen qui produit une vision d'ensemble à un instant T de votre état. On cible l'étendue de la maladie et on peut identifier les organes qui sont touchés par l'endométriose et ceux qui en sont épargnés.

La coloscopie « virtuelle » nécessite une préparation particulière. Il faut un régime sans résidu et également prendre la mixture magique *(deux litres de produit franchement infecte)* qui vide le colon la veille. Cela permet d'avoir une qualité de fichiers optimale. Autant vous dire que l'examen commence dès la veille au soir car les intestins sont mis à rude épreuve.

Tôt le matin nous prenons la route vers le CHU. Je suis à jeun et je souhaite juste que cette étape soit derrière moi. Le trajet est long et un peu stressant car j'ai toujours envie d'aller aux toilettes.

Encore de la patience à déployer dans la salle d'attente et mon tour arrive. Je me glisse alors dans mon « habit de lumière », la désormais célèbre « casaque cul nu » que j'aime tant.

Les deux femmes qui s'occupent de moi sont adorables et très précautionneuses. Heureusement car la mise en place est vraiment désagréable. Le colo-scanner est réalisé avec insufflation intra-rectale d'eau et injection intraveineuse concomitante de produit de contraste. En d'autres termes, au signal du médecin, mon corps devient un ballon de baudruche : environ deux litres cinq d'eau sont injectés par le rectum et font gonfler le tube intestinal. Ce gonflement va permettre de faire ressortir au scanner mes organes *(reins, vessie, intestin, ...)* ainsi que les endométriomes.

À la fin de l'examen, je dégonfle et une partie de l'eau est alors évacuée immédiatement. Pour le reste, ce n'est que du « bonheur » : sur nos deux heures de route, nous nous sommes arrêtés sept fois pour que je puisse aller aux toilettes.

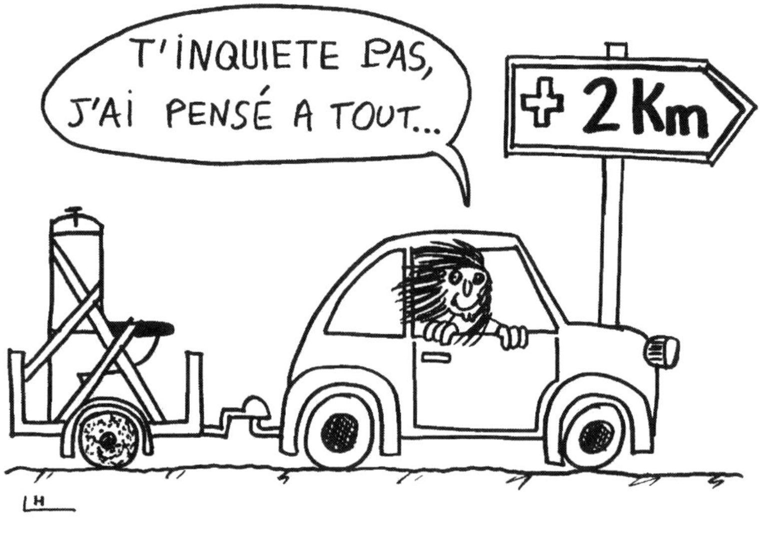

À l'issue de l'examen, la frustration est grande car nous ne rencontrons aucun médecin. Nous devons repartir sans aucune information sur le contenu des clichés. Le rapport va être transmis directement à Docteur Foufoune qui me tiendra au courant.

Le petit réconfort provient des manipulatrices :

— Madame, nous savons que cet examen est particulièrement désagréable mais soyez rassurée, il s'agit très certainement du pire que vous aurez à subir.

« Encore des mots, toujours des mots, les mêmes mots. Rien que des mots. »
Dalida (Chanson : Paroles, Paroles)

Paroles et paroles... je commence à me méfier moi !

Le lendemain de l'examen, je suis déjà plus fringante. Cette étape est passée, maintenant c'est l'autoroute jusqu'à l'opération. Et pour ne pas prendre du retard, rien de tel qu'un petit mail à mon cher Docteur Foufoune. Il ne faudrait pas qu'il m'oublie. J'attends de lui un retour sur les résultats du colo scanner, des précisions sur la chirurgie qui en découle et enfin une date d'intervention : l'ultime étape avant le démarrage des FIV et l'arrivée de notre enfant chéri.

Une semaine plus tard, Docteur Foufoune me téléphone. Il a vers lui les résultats, les a analysés et me détaille la chirurgie qu'il imagine.

Les reins et la vessie ne sont pas touchés. L'uretère n'est pas très nette donc une sonde double J *(une prothèse qui est placée entre le rein et la vessie)* va être nécessaire quelques semaines pour protéger ce petit « tuyau ».

La chirurgie va porter principalement sur les ovaires et le ceacum ainsi que l'ablation d'une trompe. Il va essayer de conserver la seconde. Pour les ovaires, afin de ne pas abîmer leur fonction de production d'ovocytes, il ne les « ouvrira » pas, il va juste « vider » les endométriomes en place.

L'intervention proche de l'intestin, elle, s'avère être plus délicate. Donc ce n'est que lors de l'opération qu'il adaptera sa procédure : vider les endométriomes, ou les couper. S'il coupe, une partie du ceacum sera également enlevée et une stomie installée pour trois mois, le temps que les intestins se rétablissent.

Dans mon cas, la stomie toucherait l'intestin donc les selles seraient recueillies par une poche externe. Une vraie galère !

Soit je récupère pendant deux à trois mois de convalescence avec une intervention dite « sans complication » soit je me retrouve avec six mois d'arrêt, une stomie à gérer au quotidien et une étape supplémentaire à accepter.

Tout cela, je ne le saurai qu'au réveil de l'opération. Je ne peux donc pas parier sur la suite post-opératoire. À ce stade, je perds le contrôle total de mon planning et dois m'en remettre au corps médical, faire confiance à des inconnus. Ce n'est pas dans mon tempérament mais je n'ai pas le choix. Je dois subir et espérer. Cette situation est difficilement acceptable pour moi car c'est contre nature.

On va donc avancer « à la petite semaine ».

Il faut désormais caler une date d'intervention, revoir Docteur Foufoune pour reparler des étapes de l'opération, rencontrer l'anesthésiste, mais également gérer ma vie professionnelle et anticiper ma future absence au travail.

Pour préparer l'intervention j'ai une injection par mois qui bloque le cycle et permet de limiter l'endométriose. Dit comme ça, c'est un super médicament. Mais en regardant de plus près, il s'agit d'une ménopause artificielle et les effets secondaires sont pénibles : insomnies et bouffées de chaleur font leur apparition dès le mois d'octobre.

L'endométriose fatigue déjà beaucoup mais avec les insomnies, je deviens vraiment désagréable *(irritable ?)* à vivre car je suis crevée. Mon pauvre Nicolas doit me trouver insupportable mais il ne dit rien.

Encore une contrariété : finalement l'opération aura lieu non pas en novembre mais début décembre. Et là, ça me fait râler à un point ! Je suis très agacée car l'objectif d'opérer en novembre n'a pas été tenu par le Docteur Foufoune et j'apprécie les personnes de parole. Il prend encore un mauvais point !

Nous le revoyons début novembre.

Cette fois-ci, il sait qui nous sommes et a notre dossier. *(C'est mieux Docteur Foufoune !).* À partir de dessins, il nous explique les zones touchées et les risques. J'ai,encore une fois, ma liste de questions. Lui est, à nouveau, impatient de terminer mais j'irai jusqu'au bout de mes interrogations.

La chirurgie se fera donc par célioscopie. Si la pose d'une stomie est nécessaire, alors on passera sur une chirurgie ouverte. Les choses sont claires, rendez-vous en décembre.

VIII - OPÉRATION DE L'ENDOMÉTRIOSE

Décembre 2014

Le mois précédent l'opération passe extrêmement vite. Beaucoup de dossiers à solder au travail, un remplacement partiel de mon poste à organiser et je dois former une personne. Des insomnies, des crises intestinales, pas de jours de répits, je finis un mardi sur les chapeaux de roues pour une opération dès le mercredi matin.

Un jour de décembre, un peu avant huit heures, je pars sur le brancard en direction de la salle d'opération. La veille, mon chirurgien star est passé me voir dans ma chambre d'hôpital. J'ai apprécié sa petite visite de courtoisie. Il a presque réussi à me mettre en confiance.

Du coup, je me suis faite belle avec ma casaque cul nu !

En revanche, l'inquiétude est bien là : dans quel état vais-je me réveiller ? Poche ou pas poche ?

Dans le bloc, on s'affaire autour de moi. J'aperçois Docteur Foufoune entouré de son équipe plutôt féminine puis plus rien…je glisse dans un sommeil profond. Lorsque je reviens à moi, mon premier réflexe est de bouger mes doigts et mes orteils. C'est bon, ça marche. Je n'ai pas de grosses douleurs et il ne me semble pas sentir quelque chose d'étranger sur moi ou à côté de moi. J'ai l'impression d'être normale.

Je n'ai pas mes lunettes, mes paupières sont lourdes, mais je crois voir des bébés autour de moi. *(Ils ont dû sacrément me faire planer pendant l'opération !)*

Deux questions me viennent immédiatement à l'esprit :
Question d'une femme normale :
— Est-ce que j'ai une poche ?
Question de la toquée du Sablier :
— Quelle heure est-il ?

Selon moi, les mots que j'exprime sont clairs mais il n'en est rien car, après une anesthésie générale, on parle plutôt « avec de la bouillie » dans la bouche.

Heureusement, l'équipe me comprend.

Première information : tout s'est bien passé et je n'ai pas de poche. Le soulagement est immense, on gagnera du temps sur la suite des évènements.

Deuxième information, il est seize heures.

Quoi ? Cela fait douze heures que je suis partie ? Et mon Nicolas qui m'attend... Je veux le voir. Allez ne perdons pas plus de temps, on y va !

On me remet mes lunettes sur le nez et non, je n'ai pas d'hallucination, je suis en réanimation néonatale. Ils n'avaient plus assez de places donc j'ai été mise en transit parmi plein de bambins.

De retour dans ma chambre, je m'empresse de dire à mon homme que je n'ai pas de poche. Il m'avouera plus tard, qu'il n'avait rien compris à ce que je lui avais dit.

Extrêmement fatiguée, les jours suivants sont très difficiles.

Perfusée aux deux bras, un drain dans le ventre et équipée pour uriner sans me déplacer, mes mouvements sont laborieux. J'ai terriblement soif mais il m'est interdit de boire ou de manger tant que mes intestins n'ont pas recommencé à travailler. Cela a pris quatre longs jours.

Pendant cette période, le moindre effort absorbe le peu d'énergie qu'il me reste, et le séjour n'est pas de tout repos.

Une des aides-soignantes a une voix stridente. Je m'en souviendrai toute ma vie...

J'ai de nombreux vomissements suite à l'opération et en réaction aux médicaments. La bassine « haricot » devient mon meilleur ami. Du coup, je suis obligée de biper souvent pour avoir un peu d'aide. Avec sa voix criarde elle braille dans le couloir :

— C'est encore la 112, elle a dû vomir !

Oui c'est bien la 112, elle en a marre de vomir et elle est agacée que tu fasses profiter tout l'étage de ma situation.

Le matin dès six heures je l'entends dans le couloir et me dis oh non, non, non, elle n'est pas encore de repos aujourd'hui !

Et elle arrive, tonique, la pêche et son éternel première interminable phrase :

— Alors, comment Madame a dormi cette nuit ? On va se laver aujourd'hui ? On est encore bien blanche ce matin.

Madame a bien dormi mais ne la stresse pas avec toutes tes questions !

La toilette est un calvaire. Elle me pose mes affaires et une cuvette d'eau sur la tablette devant mon lit.

— Madame doit se débrouiller !

Madame va surtout se galérer, oui ! Rien d'exceptionnel : une brosse à dent, un dentifrice, un gant de toilette, une brosse à cheveux. Des objets de tous les jours qui deviennent des parpaings à soulever.

Ma première consommation d'énergie : me redresser sans avoir la tête qui tourne. C'est peu de chose et pourtant c'est énorme pour moi. Je souffle, me concentre et fixe ma brosse à dents. Bon apparemment ma super opération ne m'a pas donnée de supers pouvoirs. Cette brosse à dents ne bougera pas toute seule. Y déposer le dentifrice est quasi insurmontable. Je n'ai toujours pas commencé à me laver et je suis vidée. Un, deux, trois coups de brosse, je suis incapable d'en faire plus. Les nausées arrivent, la tête qui tourne, je suis déjà à bout. Je me sens sale, mes cheveux *(bien gras)* tiennent tout seuls. Une douche serait un vrai confort mais c'est simplement inenvisageable. Mais comment font-ils à Kohlanta ?

Rappelez-vous, c'est cette fille-là que l'on surnomme parfois « speedy » et qui, en temps normal, est tenace et...propre. Vous la reconnaissez ?

Les aides-soignantes me poussent à bouger, à me redresser. Je comprends pourquoi elles font cela mais je me connais. Je sais que tant que la tête me tourne en étant assise, je ne tiendrai pas sur mes deux jambes.

Il ne faut surtout pas croire que je me plais à vivre cela. J'ai bien la volonté de bouger mais il faut me laisser un peu de temps. Je n'ai qu'une envie rentrer à la maison, me rétablir et enchaîner sur LE dossier essentiel à ma vie. Je ne l'ai pas oublié !

Tous les jours les draps sont changés, tous les jours on m'aide à me lever et à m'asseoir à coté de mon lit, et tous les jours je manque de m'évanouir.

Patience, patience.

Mes batteries sont complètement vides. Les nausées, les vomissements, les perfusions à repositionner car les veines ne tiennent pas. J'accuse vraiment le coup.

Je me sens assez nulle et le moral en pâti malgré tout le soutien de mon entourage *(messages, appels téléphoniques de mes proches, visite quasi quotidienne de Nicolas et de mes parents)*.

Je n'ai qu'une obsession mâcher, mastiquer, croquer dans quelque chose de solide mais cela n'est pas possible... et je n'ai toujours pas le droit de boire.

Et un soir, la machine redémarre. J'arrive à me lever et à aller vers les toilettes seule. Miracle, le début de l'autonomie revient.

Les médicaments s'allègent, les appareillages également.

Au cinquième matin, on m'enlève la dernière perfusion.

Un deal est passé : si je réussis à faire ma douche, je rentrerai à la maison le jour même. J'ai compris, je ne dois pas flancher. Mais le défi est de taille : se laver le corps, ça peut aller car je suis assise, mais lever les bras et réaliser un shampoing c'est extrêmement difficile car très consommateur d'énergie. Et super bonus : pas de chance j'ai les cheveux longs. *(Petit pense-bête : une coupe courte est préférable en cas d'opération !)*

Je me sèche à peine la tête et retourne me coucher les cheveux emmêlés et mouillés. Je n'ai pas réussi à faire plus. Le temps de récupérer en position allongée, j'arrive à donner quelques coups de brosse sur ma tête. Le pari est gagné, non ?

Ce même jour au soir, je me retrouve attablée chez moi avec ma petite famille devant un excellent œuf à la coque et du pain beurre. Un régal vraiment attendu, espéré et bien vite avalé !

Sans suivra deux longs mois de récupération au chaud dans mon cocon. À chaque jour, sa nouvelle étape : réussir à dormir dans un lit à plat, se laver, s'habiller, monter les escaliers, porter des affaires...

Le bilan post-opératoire est favorable. L'opération s'est très bien déroulée, le rétablissement également. Le Professeur Yoda est prêt à lancer un protocole dès février. Par prudence et compte tenu de la fatigue d'un tel essai, je préfère attendre un mois de plus.

Mais oui, vous ne rêvez pas, Madame Sablier demande un délai pour être d'attaque. Qui l'aurait cru ?

IX - PREMIÈRE FIV

Mars 2015

Afin de démarrer dans les meilleures conditions, je procède à ma révision complète. Le grand ménage a été fait par Docteur Foufoune mais il reste quelques petites choses à traiter. Une séance chez l'ostéopathe pour remettre le corps dans une bonne position, un rendez-vous chez l'acupuncteur pour activer les énergies, un esprit zen ou presque...

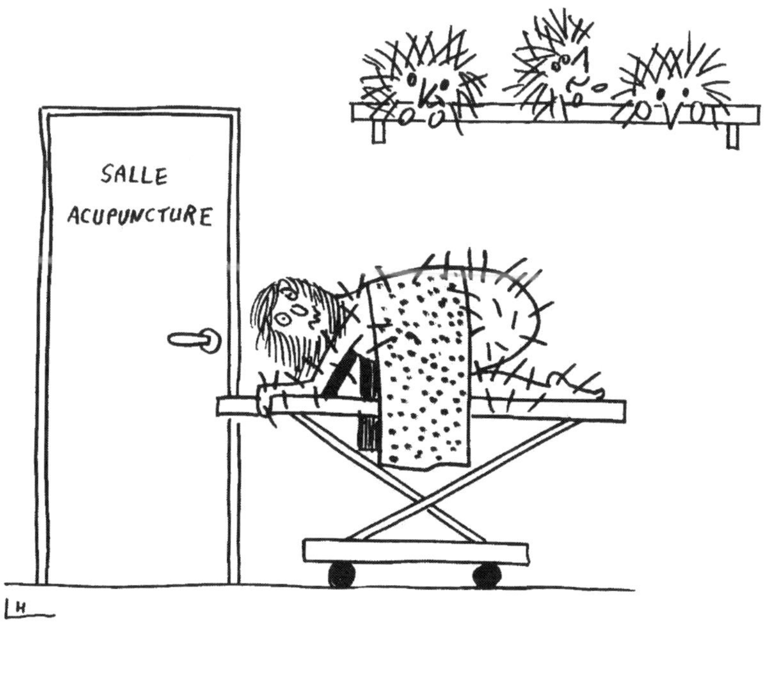

Enfin nous y voilà.

Cet essai sera le seul et unique. Mais oui, je n'ai aucun doute. En tout cas, j'essaie de m'en persuader car je sombre dans l'inconnu, l'aléa et l'incontrôlable, et je n'aime pas ça.

Des résultats heureux ont eu lieu très rapidement chez des connaissances donc il n'y a aucune raison que nous ne vivions pas la même chose. D'autant plus que le Professeur Yoda nous a précisé que les six premiers mois sont les plus favorables à une grossesse.

Sur le papier, le traitement est simple : Environ six jours de comprimés puis l'on passe à une dizaine de jours d'injections dans le ventre couplées avec des prises de sang et des échographies pour suivre l'endomètre et les follicules. Une ponction de follicules en hospitalisation de jour puis on enchaîne avec cinq jours de traitement avant la réimplantation d'embryons. Enfin, on achève le protocole par onze jours sous médicaments avant l'ultime prise de sang qui confirmera la grossesse.

Ok c'est clair. Madame Sablier est prête.

Nous sommes en mars et allons avoir le plus beau Noël de notre vie dans neuf mois, c'est certain !

Terminé le Noël triste avec cette absence cruelle de petits bouts, place à la chasse aux cadeaux extraordinaires, à l'organisation de supers anniversaires, et aux nuits blanches pour cause de gros chagrins !

Nous sommes prêts, plus que prêts, archi prêts !

Avec un œil neuf, remontée à bloc, je découvre l'étage de PMA au CHU. Je l'avais traversé rapidement lors d'une entrevue avec Professeur Yoda l'an passé.

« It's a new dawn ?
It's a new day,
It's a new life for me,
Ooh and I'm feelin' good »
Nina Simone (Chanson : Feeling good)

Telle une fourmilière géante, je croise des sages-femmes, des laborantins, des médecins qui s'activent dans tous les sens. À l'issue de la prise du premier médicament, les examens sont satisfaisants, on démarre le protocole.

Tous les deux ou trois jours une prise de sang et une échographie sont à réaliser. Il faut alors jongler entre le laboratoire pour la prise de sang, le rendez-vous chez le Docteur Monnaie pour l'échographie *(qui applique d'ailleurs des tarifs très changeants)*, et nos horaires de travail.

Tout combiner est réellement compliqué donc nous nous rendons généralement au CHU qui réalise tout sur place, mais qui se trouve à plus de cent cinquante kilomètres de chez nous.

Sachant que nous travaillons tous les deux, nous partons le matin à cinq heures trente pour arriver à la « salle d'attente de l'espoir » vers sept heures quinze afin de ne pas trop attendre car il y a beaucoup de patientes comme moi.

Au CHU, les sages-femmes de la PMA réalisent les prises de sang et les échographies. C'est comme à la boulangerie, première arrivée, première servie.

La « salle d'attente de l'espoir » est remplie de femmes sous traitement. Le taux d'hormones y est donc élevé et les sensibilités à fleur de peau. On trouve tous les profils : les pressées, les usées, les stressées de l'aiguille, les novices qui ont un regard neuf. Et, souvent, on recroise des visages fatigués que l'on a déjà vus.

Si tôt les examens faits, nous repartons et nous nous

retrouvons au travail vers dix heures trente.

La journée dans les pattes je finis par des petites douceurs : des injections quotidiennes au cabinet d'infirmiers. Mon ventre s'est transformé en véritable jeu de fléchettes. Attention un hématome c'est dix points de moins !

Beaucoup de contraintes horaires pour mener à bien ce projet de vie mais le jeu en vaut la chandelle.

Ce premier protocole est fatiguant par le traitement médicamenteux, le rythme soutenu d'examens, et mon travail à mener en parallèle.

Le moment très désagréable reste celui de la ponction de follicules, mais, déjà avant cette étape, le physique peine beaucoup. Des maux de dos terribles me prennent les nuits et coupent mon sommeil, la sensation de nausées apparaît et les intestins se dérèglent complètement.

Mais la chance est avec nous puisque nous pouvons réaliser une réimplantation de deux embryons. *(deux à notre demande).*

À l'issue des onze jours d'attente, nous n'en pouvons plus. Avons-nous une bonne étoile au dessus de notre tête ?

Je pars faire la prise de sang et nous attendons patiemment qu'une sage-femme du CHU nous appelle pour nous annoncer l'heureuse nouvelle.

En fin de matinée, mon téléphone sonne. Mon cœur bat la chamade. Je n'y crois pas vraiment mais après tout qu'est ce que j'y connais ? Je décroche et après les présentations, la phrase résonne à mes oreilles :

– Je suis désolée, Madame, le résultat est négatif. Vous devez reprendre contact avec le Professeur Yoda. Bon courage. Au revoir .

Le message est limpide… la déception considérable pour nous deux.

Cet essai aura été une énorme phase de découverte et d'immersion dans le monde de la PMA. Mais aussi, une épreuve difficile à encaisser tant physiquement que moralement.

Et oui, cette année, Noël ne sera pas encore comme dans mes rêves. On retourne le sablier et on recommence...

X - PROTOCOLES SUIVANTS

Automne 2015.

Déjà onze mois depuis l'opération, deux protocoles de fécondation in vitro et toujours rien.

On dit qu'élever un enfant c'est un travail à plein temps.

Je peux vous assurer qu'intégrer une PMA c'est également un travail à plein temps mais sans bon moment. Tenter d'avoir un enfant ainsi, c'est s'engager dans une bataille dont l'issue n'est pas évidente.

Lorsque les protocoles s'inscrivent dans la durée, les mois et les années s'enchaînent et on se retrouve vite à mettre sa vie entre parenthèses de manière quasi permanente. Peu de sorties, peu de loisirs, les protocoles prennent toute la place et rythme le quotidien.

Je me bats pour un projet que je porte bien plus que neuf mois et qui peut ne pas aboutir. J'ai l'impression de me transformer en machine de guerre : injectez-moi ce que vous voulez, déglinguez mon physique autant que nécessaire, usez-moi aussi longtemps qu'il le faudra mais je ne lâcherai pas.

« Tout obstacle renforce la détermination.
Celui qui s'est fixé un but n'en change pas. »
Léonard De Vinci

Désormais tous les deux mois, je remets ça.

Cette routine médicalisée est inintéressante. Examens, injections, prises de sang, ponction, transfert, stress ... tout en maintenant une activité professionnelle. Pas de pause ni de vacances car nous axons tout sur les protocoles.

(Rappelez-vous, les moments les plus favorables à une FIV sont les mois qui suivent l'opération, avant le retour de l'endométriose donc nous essayons de ne pas perdre de temps.)

Nous lançons notre quatrième essai qui est compté comme le troisième protocole aux yeux de la Médecine et de l'assurance maladie. En effet, un protocole c'est une stimulation, une ponction de follicules, un recueil de sperme, des embryons et une réimplantation. Si une de ces étapes échoue ou si des embryons sont congelés, le protocole n'est pas terminé.

Nous, nous avons réalisé deux protocoles et un essai « bis », comme je l'appelle. En fait, nous avons eu la possibilité de congeler des embryons lors du second protocole. Avant d'engager le troisième protocole, il a fallu utiliser tous les embryons issus de la seconde tentative d'où un « essai-bis ». Dans ce cas, on parle d'embryons « vitrifiés ».

Le traitement est moins contraignant car il y a très peu d'injections à subir. En revanche, la quantité de médicaments à avaler est importante et mon foie ne l'a pas bien supportée.

Je me suis également torturée l'esprit un long moment au sujet de la vitrification car nous avons dû décider de congeler des embryons. Je ne voyais pas la vitrification comme une chose positive car je trouve qu'on diffère la naissance d'un enfant, on le décale, on le congèle. Mon raisonnement était le suivant : si nous avions eu un bout de chou à l'issue d'une FIV et qu'un an plus tard, nous souhaitions avoir un second enfant, il aurait fallu d'abord tenter une nouvelle grossesse à partir des embryons vitrifiés un an auparavant. Donc deux enfants conçus biologiquement via une PMA à la même date mais avec plus d'un an d'écart en date de naissance : cela me choquait.

La question se pose de bien des manières :

Qui sommes-nous pour choisir de différer ou non un essai de vie ? S'agit-il déjà d'un enfant ou d'une potentialité de vie ? Est-ce une chance en plus de voir notre projet se réaliser ?

La réflexion est réelle, le choix est personnel. Nous avons décidé de mettre toutes nos maigres chances de notre côté, l'enjeu est trop important. Pour notre couple, nous ne devons pas regretter d'avoir tout tenté. Alors on y va, on avance, même si nous devons modifier notre manière de penser.

Malheureusement, nous sommes très rapidement arrivés à ce troisième protocole car nous n'avons pas pu congeler beaucoup d'embryons lors des tentatives précédentes. *(L'équipe médicale décide en fonction du stade de développement des embryons si une vitrification est possible).*

Nous n'avons pas eu suffisamment de vitrifications pour se dire qu'il nous reste encore une longue route devant nous. Quand les protocoles défilent, on met vite de côté ces questions existentielles liées à la procréation assistée. On ressent juste une sensation de vide qui nous confirme que les chances de succès sont extrêmement minces, et, qu'au final, nous ne maîtrisons rien.

L'indomptable reste ce stress sournois. Celui qui est de plus en plus présent au fil des mois et qui me rappelle à chaque seconde que, d'une manière ou d'une autre, le dossier va se refermer définitivement. Cette petite voix mesquine qui me répète sans cesse que si là ça ne marche pas, je fais encore échouer notre projet.

Et c'est vrai, à chaque nouveau protocole, la pression que je me mets, malgré moi, est importante. J'essaie de rester confiante, mais à chaque fois, l'étape qui nous bloque c'est la nidation suite à la réimplantation. Évidemment, elle échoue principalement pour cause naturelle mais je pense aussi que le physique m'handicape. L'extrême fatigue, l'endométriose, le trop de médicaments, ...

Mais que faire de plus ou de mieux ? Tout le monde se pose nécessairement cette question. Même si le mental tient, qu'on s'arme de courage et qu'on se relève après chaque échec, le corps, lui, est réellement malmené. Chez moi, les douleurs dorsales et les intestins déréglés sont les plus grosses complications physiques. Certaines journées sont extrêmement pénibles au point même d'en pleurer. Malgré le soutien de Nicolas, je suis seule avec mes douleurs et rien ne les soulage, même pas ses bras.

La patience toujours la patience...

« Elle attend que le monde change,
Elle attend que changent les temps,
Elle attend que ce monde étrange
Se perde et que tournent les vents
Inexorablement elle attend. »
Jean-Jacques Goldman (Chanson : Elle attend)

Comme toujours, une bouffée d'optimisme nous rattrape. Et oui, cette fois sera la bonne car nous sommes courageux, volontaires, et il n'y a pas de raison que cela ne marche pas enfin. C'est à notre tour ! Cette rengaine est la même à chaque fois car on ne peut pas s'infliger cela sans l'espoir.

Durant ce troisième protocole, un nouveau cas se présente à moi : la première échographie vient perturber le déroulé habituel. Le docteur Monnaie n'ayant pas un matériel aussi pointu qu'au CHU, elle a mis le doute à l'équipe médicale qui décale les injections.

Et une fois de plus, l'angoisse me rattrape car le planning en deviendrait vital : il ne faut pas que ce « mauvais » démarrage de médicaments m'oblige à décaler le protocole d'un mois.

Vous rappelez-vous depuis combien de temps nous y sommes ?

2012, 2013, 2014, 2015... plus de quarante mois soit l'équivalence de 4 grossesses à terme... et pas de bonheur à l'horizon.

Cette fois, c'est pour nous ! La joie d'avoir un résultat positif, de vivre des symptômes de grossesse avérés et non artificiels, de projeter une nouvelle vie à trois.

Nous, nous sommes prêts, les papiers du CHU sont signés, nos plannings respectifs au travail ont intégré les disponibilités à avoir...Alors on y va. Hors de question de décaler. De toute façon ce n'est pas possible car nous arrivons au moment des fêtes de fin d'année *(encore un Noël à accepter sans bébé)* et, n'étant pas chez nous en décembre, il n'est pas gérable de programmer un tel protocole à cette date. Et le décaler encore est tout simplement IMPOSSIBLE, Madame Sablier s'y refuse, elle n'en peut plus. !

Rappel de la règle numéro un : faire preuve de patience ! Très facile à dire et beaucoup moins facile à faire. Je deviens allergique à ce mot.

Connaissez-vous ce proverbe persan qui dit que

« La patience est un arbre dont la racine est amère, et dont les fruits sont très doux » ?

À ce stade, je peux vous dire que tout est très amer dans ma vie !

Après consultation du staff du CHU, on démarre finalement les injections et on zappe le médicament préparatoire. Le soulagement est intense... on y est. La course aux hormones est lancée.

Cette fois ci, on comptera une stimulation sur douze jours. Le rythme est toujours soutenu mais le régime alimentaire que je suis me permet de mieux supporter les caprices de mes intestins. Mon foie n'est pas douloureux et les maux de dos plus supportables que lors des tentatives précédentes. Tous les signes physiques sont encourageants. Notre bonne étoile est avec nous.

Nous arrivons au dernier week-end avant la ponction programmée au lundi, l'ultime épreuve physique à subir. Je rentre le vendredi soir exténuée par la semaine de travail, les trajets vers le CHU, et le traitement qui reste lourd. Je ne suis pas bien, mon ventre me tire, j'ai mal, je sens qu'une crise intestinale se prépare. Comment l'éviter car c'est trop pénible et fatigant. La crise est bien là et vraiment violente. Cette fois-ci elle ne durera pas deux heures, mais s'étalera sur tout le week-end et s'accompagnera de vomissements. Impossible de manger, de boire.

Évidemment comme tout « chat noir » qui se respecte, cela arrive au moment d'une grève générale des médecins. Nous avons néanmoins réussi à joindre une personne du CHU qui nous a conseillé ... d'attendre et de boire de l'eau froide.

La patience le retour ! *(Peut-on arrêter avec ce mot, ça devient vraiment pénible !)*

L'organisme étant fatigué et gavé de médicaments, il réagit. Un primpérant pourrait aider mais nous n'en avons pas et pas d'ordonnance donc pas de pharmacies. L'eau sucrée, la petite cuillère froide... rien n'y fait.

Finalement pour un protocole qui s'était assez bien passé, je suis gâtée. Je crains que cet état continue et m'empêche de subir la ponction. Un supplément de stress juste pour m'occuper l'esprit, c'est trop gentil.

XI - PONCTION OVOCYTAIRE

Un lundi de novembre 2015, jour de la ponction.

Convoquée pour 8h15, le brancardier m'amène vers ma destination « de rêve » à 10h30.

À jeun et toujours nauséeuse, je jette un dernier regard vers Nicolas et lui dis : « surtout tu es là quand je reviens à midi. ». La présence et le soutien sont indispensables lors de cette étape qui est de plus en plus difficile à supporter. Je me sens vraiment seule et le savoir dans l'enceinte du CHU, pas trop loin de moi, me rassure.

Démarre alors dans ma tête, ma chanson de boxeuse. Me voilà dans « L'œil du tigre » et tel Rocky Balboa, je gravis les étages *(en ascenseur et sur un brancard)* jusqu'au ring du cinquième.

Il y a plusieurs étapes lors de la ponction :
Le stockage
La préparation
L'acte médical
Le nettoyage
Le second stockage

La première étape est le stockage.

De quel stockage je parle ? Du mien ! Le brancardier m'emmène à l'étage des interventions. Sur le chemin, on croise des civils qui me dévisagent sans même dire un bonjour *(normal, ils ne reconnaissent pas vraiment Rocky)*, de futurs papas qui se rendent en salle d'accouchement, des femmes qui ont recours aux IVG. Le chemin est rapide mais suffisant pour avoir envie de se cacher sous le drap.

Je change de carrosse à roulette et me retrouve sur le chariot pour l'opération. Equipée d'une charlotte bleue sur la tête et lunettes sur le nez, je suis garée dans une petite pièce d'attente. À chaque fois, à ce stade, j'espère juste ne pas trop patienter. Il fait froid. Je porte ma superbe casaque sous mon drap, une têtière peut confortable maintient ma caboche et une grosse ceinture autour de mon ventre évite que je ne m'échappe. Seul mouvement possible, tourner la tête.

Cette fois-ci, nous sommes trois patientes à attendre, isolées uniquement par de minuscules paravents amovibles. L'anesthésiste vient nous voir tour à tour et nous posent les questions habituelles : nom, prénom, date de naissance, type d'anesthésie, combien de ponction déjà vécue. N'ayant rien d'autres à faire, chacune peut profiter des réponses des autres. L'aspect confidentiel n'est plus de mise. On se sent seule et, à ce moment-là, on devient juste un corps.

Une seule envie : que cela soit derrière moi. Et devinez qui passe la dernière ? C'est bibi ! *(Plus chanceuse que moi, ça n'existe pas !)* J'ai attendu presque une heure dans cette petite pièce austère, sans pouvoir bouger, à essayer de ne pas trop cogiter. Interminable cette heure...

Pour la seconde phase du processus, on m'emmène dans la salle d'intervention et on passe à la préparation.

Il fait extrêmement froid donc pour éviter de trop trembler, je demande à avoir une couverture chauffante mais je sais que ma requête dérange un peu le personnel. La dernière fois, j'ai eu une « soufflerie » : j'ai tenu avec mes mains pendant tout l'acte médical une sorte de tuyau d'aspirateur qui m'envoyait de l'air. On est loin du confort d'une couverture chauffante.

La mise en place commence : levée de jambes en position gynécologique, installation du champ opératoire, et pose du spéculum. À chaque infirmière, sa technique, et la délicatesse est très différente : le nettoyage aux compresses imbibées de Bétadine peut devenir un vrai calvaire.

Par principe, je ne bronche pas, je ne veux pas que l'on perde du temps *(encore)* ; alors on y va ! Madame Sablier est toujours là.

N'aimant pas voir tous les appareillages, je ne peux que fixer le plafond mais l'énorme lampe médicale en aluminium reflète le bas de mon corps et les manipulations de la préparatrice. Âme sensible s'abstenir.

La dignité et la fierté disparaissent. Jambes écartées, vagin à l'air et lui aussi écartelé, je ne suis pas dos à la porte mais bien en face donc à chaque aller-retour des infirmières, les équipes médicales de l'étage qui passent ont la vue directe sur mon sexe. À ce moment-là, oui, je ne suis qu'un corps.

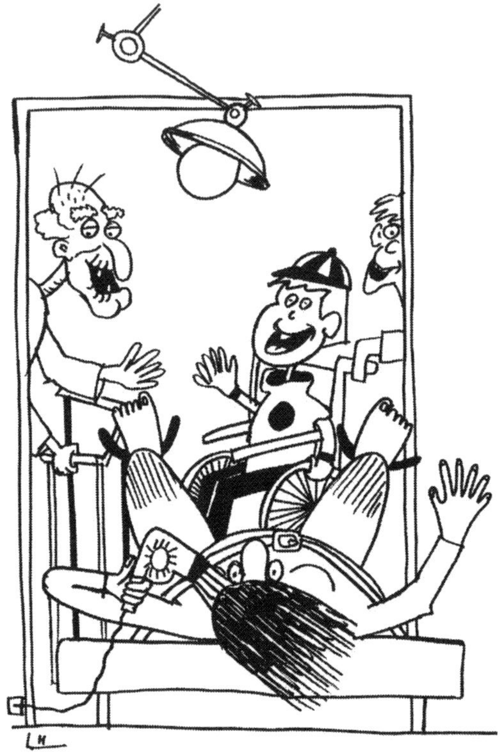

« Je suis seul au monde, il n'y a rien à faire,
J'suis seul au monde... »
Corneille (Chanson : Seul au monde)

Phase trois : l'acte médical

Le médecin arrive enfin et le moment que je crains le plus également. Pour réaliser la ponction, on peut choisir différente anesthésie : locale, sédation légère, forte ou anesthésie générale. J'ai opté pour l'anesthésie locale car cela limite le temps à passer en salle post opératoire. *(Oui, même là, je cours après le temps !).* Les piqûres réalisées pour du local sont douloureuses. C'est le seul moment où je bouge malgré moi.

Une fois faites, tout est prêt. Au-dessus de mon ventre, un plateau avec des petits tubes vont recueillir les follicules ponctionnés par une longue aiguille. Un écran permet au médecin de guider l'aiguille qui traverse l'utérus pour atteindre les ovaires et aspirer les follicules. Là encore, selon le médecin le ressenti de l'acte est différent. Le côté droit puis le côté gauche. Ça pousse, ça tire, c'est évidemment très désagréable. Parfois même l'infirmière appuie sur le ventre. Donc si j'ai déjà des bleus liés aux injections, là c'est le pompon.

Pour éviter de trop focaliser sur les pointes de douleurs, je me pince la main en continu et je ne pense qu'à ma respiration. Je respire fort, très fort et très longuement. C'est presque une séance de yoga.

Et enfin, les mots tant attendus

— Voilà Madame c'est terminé.

Le soulagement est intense et en moins d'une minute, l'aiguille et l'appareil d'échographie sont retirés.

Dernière étape à guetter, la petite phrase essentielle de l'infirmière à la laborantine :

— Prélèvement de Madame Edwine.

C'est bon, on a bien donné mes prélèvements, on a dit mon nom, ils peuvent réaliser la FIV avec nos petits.

Le nettoyage

Une fois l'acte médical fait, le médecin stoppe, à l'aide de compresses, l'hémorragie causée par l'aiguille lors de la ponction. Un nouveau jeu alors pour moi : compter le nombre de compresses que l'on met puis que l'on enlève. Essayons de se détendre pendant ce moment fortement déplaisant.

À la fin de son intervention, le médecin disparaît. L'infirmière me nettoie et enlève le champ opératoire. On me rabaisse enfin les jambes. Plus personne ne me touche. Je suis de nouveau abritée sous mon drap, j'ai fait mon boulot au mieux. Je vais souffler un peu.

Je reprends la route vers *la seconde zone de stockage.*
Il s'agit de la salle de réveil mais pour moi c'est la salle de transit grâce à mon choix d'anesthésie locale. Je n'aime pas cet endroit car on y trouve des patients en détresse physique ou morale ; et on ne peut rien faire car nous sommes nous aussi patients. J'y ai souvent vu des femmes en pleurs après une ponction. Les hormones, la fatigue, l'acte médical qui a une signification tellement intense, le craquage est courant et certainement salvateur.

Heureusement, je n'y fais qu'un passage éclair. Le plus important pour moi reste le retour dans la chambre, la présence de Nicolas et ... le petit déjeuner.

XII - NIDATION DES EMBRYONS

Une fois la ponction effectuée, nous commençons une nouvelle phase d'attente mais aussi de stress. Est-ce que nous allons avoir des embryons ?

Le jour même, nous rencontrons le laborantin qui nous indique le nombre de follicules prélevés à l'issue de cette intervention. Les ovocytes contenus dans les follicules sont immédiatement mis en contact avec les spermatozoïdes de Nicolas récoltés le matin même.

Le lendemain, nous recevons un appel pour nous donner la première information cruciale qui nous permet de nous dire que nous n'avons pas enduré tout cela en vain ; on nous informe du nombre d'embryons ayant démarré. Les embryons prennent en général sous vingt-quatre heures et peuvent être assez nombreux. En revanche, au fil des jours, ils ne tiennent pas tous et les pertes sont importantes. Il ne faut donc pas se réjouir trop vite. À ce stade, nous avons juste le droit d'espérer encore un peu plus et de rester disponibles pour tout rendez-vous de réimplantation.

Au troisième jour post-ponction, nous recevons un nouvel appel. La petite angoisse ne m'a pas quittée mais nous sommes rassurés, quelques embryons sont encore en course : on s'accroche.

Enfin, le matin du cinquième jour, un ultime appel et une entrevue fixée pour trois heures plus tard. Nous avons deux petits gagnants qui sont prêts à être réimplantés. L'équipe médicale a recours à la réimplantation « longue » c'est-à-dire à cinq jours au lieu de trois jours. Cela permet d'avoir des embryons plus avancés et donc d'une meilleure résistance.

Ce rendez-vous est, une fois de plus, une épreuve dégradante. Certes nous avons tout fait pour en arriver là, pourtant, il faut encore accepter de se dénuder pour la réimplantation des embryons. Nicolas est toujours avec moi pour cette ultime étape. L'acte est simple : pose d'un spéculum, puis sous échographie, via un cathéter les embryons sont déposés dans la cavité utérine.

Les embryons transférés vivront ensuite dans l'utérus. S'ils poursuivent leur développement et si l'endomètre est adéquat, la nidation aura lieu. La nidation correspond au moment où l'embryon se colle dans cette cavité, tient et se développe. C'est l'étape qui ne fonctionne pas pour nous.

Mais concrètement, après la réimplantation que se passe-t-il pour moi ?

Pendant les onze jours qui suivent, je poursuis un traitement infirmier avec de nouvelles injections. Même s'il n'y a aucune recommandation particulière, j'ai tendance à me préserver : pas de ports de charges trop importantes, du repos, pas trop de tension...

En plus des problèmes de dos et d'intestins, de nouveaux symptômes apparaissent : la poitrine douloureuse, le ventre gonflé au point de ne pas fermer le pantalon. Avec ce type de protocole, il faut s'attendre à subir des effets secondaires compliqués, des symptômes artificiels de grossesse. Une torture physique mais aussi psychologique à accepter.

Enfin, le onzième jour arrive : jour de la prise de sang qui confirmera ou non la nidation donc la grossesse.

À chaque protocole mon instinct ne m'a jamais trompé, j'ai toujours su que ça n'avait pas fonctionné. Mais cette fois-ci, peut-être que je fais erreur car je suis un peu blasée. La chance serait-elle avec nous ?

Les résultats tombent en fin de matinée. La sage-femme

m'appelle et me confirme ce que je soupçonne : c'est négatif.

Encore tout ce parcours pour rien. Encore ces règles qui reviennent et qui sont douloureuses à double titre. Encore une injustice, encore ce vide qui va perdurer. À quoi se raccrocher ?

« Il n'y a pas d'échec tant que l'on ne cesse pas d'essayer.
Il n'y a pas de défaite sauf intérieure,
pas d'obstacles insurmontable
sauf notre propre faiblesse envers le but »
Ken Hubbard

J'en ai assez de tout cela.

Ma vie tourne autour du CHU depuis trop longtemps. Mon corps est malmené, mon esprit est torturé. Mon objectif de fonder une famille est toujours là mais la peur, l'échec, l'âge qui avance, le corps qui se détraque, la fatigue, la pression ... autant de raisons qui poussent à la réflexion.

Au démarrage des traitements, je m'étais fixée un objectif : dix-huit mois d'essais sur trois ponctions au maximum. J'espérais que cela suffise à faire aboutir notre projet, mais il n'en est rien. Je veux tout arrêter. Je le peux puisque c'est mon corps donc il ne tient qu'à moi de dire « Stop ".

Alors réfléchissons ensemble. Soyons honnête : les protocoles sont pénibles et je n'en peux plus. Mais cette décision est impossible à prendre car cela veut dire que je prive mon mari d'être père et je m'interdis ce possible bonheur auquel j'aspire depuis si longtemps. Comment renoncer alors que les médecins me laissent encore la possibilité de continuer ? Prendre une décision qui me « soulage » temporairement mais qui impacte complètement mon couple et nos projets ? Etre égoïste, parce qu'on ne veut plus subir de piqûres, d'examens, de ponctions.

« Le succès n'est pas final, l'échec n'est pas fatal : c'est le courage de continuer qui compte. »
Winston Churchill

Il n'y a pas de dilemme. La solution est trouvée : Continuer jusqu'à ce que l'on dise ensemble « Stop ».

En réalité je sais ce qui nous arrêtera : c'est le Professeur Yoda. Lui et uniquement lui, lorsqu'il nous dira : « Là, je ne vous accompagne plus, on est sûr de l'acharnement ».

XIII - BIOPSIE

Janvier 2016

Nous reprenons contact avec le Professeur Yoda. Aucune anomalie particulière n'est constatée sur le déroulé des essais. Il n'y aucune contre-indication médicale à continuer En revanche, il est nécessaire de réaliser dans le mois un examen complémentaire : une hystéroscopie ambulatoire afin de vérifier qu'aucune adénomyose *(endométriose de l'utérus)* n'a fait son apparition et pourrait ainsi limiter les chances de succès de FIV.

Il faut savoir que les quatre premiers mois qui ont suivi l'opération, je n'avais plus aucune douleur aux intestins ni lors des cycles menstruels. C'était incroyable et plutôt confortable, une vraie tranquillité quotidienne. Mais ensuite, tout a repris crescendo. Le gavage de médicaments et le retour des cycles, les intestins qui lâchent, le ventre qui ne dégonfle pas, le dos qui m'empêche de bien dormir...

Nouvel examen : je commence à connaître la mécanique médicale et j'ai mes bonnes habitudes. Alors que vais-je porter ? Un superbe habit aéré : ma casaque cul nu. Ensuite, essayer de se détendre, mise en place d'un spéculum et c'est parti !

Cette fois-ci, il y a un grand écran en couleur qui me permet de bien voir la cavité utérine. Mon utérus étant rétroversé, la manipulation est plus difficile et l'équipe n'arrive pas à aller au bout de l'exploration. Néanmoins, visuellement aucun problème n'est constaté.

Là encore l'examen est désagréable. Il s'achève par la biopsie de l'endomètre. Il s'agit de prélever un fragment de la muqueuse de l'utérus pour analyser les cellules au microscope. Ce prélèvement, rapide est très douloureux sur le coup, l'est encore quelques heures plus tard. Mais rien ne m'arrête.

Deux semaines passent, le Professeur Yoda nous rappelle : tout va bien.

XIV - SECONDE ANNÉE DE TRAITEMENT

Sur l'année 2016, nous n'avons pas ménagé nos efforts. Quatrième, cinquième, sixième, septième tentatives...

Nous avons fait un examen complémentaire : nos caryotypes respectifs, par analyse sanguine, pour s'assurer de notre compatibilité génétique. Encore une fois, rien à signaler.

Désormais, chaque tentative a l'effet d'un tsunami sur moi : une angoisse énorme dès la réception du courrier de lancement de protocole.

Ma vie est limitée et compressée entre deux périodes de règles. Ces règles qui, inéluctablement, reviennent et à chaque fois je suis submergée par le chagrin.

On martyrise mon corps. Je passe mon temps nue et mal à l'aise devant une multitude de médecins. Je suis malade par les traitements. Je souffre de l'échec.

Professionnellement, je jongle mon agenda pour m'organiser, et rattraper le retard.

Prévoir juste un week-end est extrêmement compliqué car ponctué de contraintes médicales et de douleurs intestinales.

La difficulté de ce parcours du combattant est sous-estimée et pourtant bien réelle. Une FIV est une expérience difficile à vivre et malgré tous les efforts déployés, les chances de succès sont faibles.

Chacun de ces échecs génère une grande tristesse et renforce aussi un sentiment d'injustice. Il faut tenter de rester optimistes et confiants envers les spécialistes mais nous traversons des périodes de doutes et de découragement. Malgré tout cela, nous recommencerons car nous rêvons de cet enfant et nous voulons encore y croire.

« La plus grande gloire n'est pas de ne jamais tomber, mais de se relever à chaque chute. »
Confucius

Sur le plan personnel et familial, la vie devient plus compliquée. Le couple est meurtri. On peut y perdre son histoire. Chez nous, entre un optimiste coi et une pessimiste bavarde, c'est loin d'être simple. Sacrifier une vie de parent pour rester ensemble ? Poursuivre les traitements ? Ne pas sombrer dans la déprime ? Beaucoup de questions doivent être abordées ; beaucoup de phases de crise désamorcées.

Il faut aussi réussir à se contrôler. Normalement assez posée, j'ai de fortes sautes d'humeur, l'irritabilité est de retour mais dopée aux hormones... Mieux vaut aller dans mon sens !

Quel plan B ?

L'adoption ? Oui il faut vraiment se bouger, revoir, peut-être, notre demande pour se donner une chance d'aboutir mais je n'ai pas assez d'énergie pour mener ces deux combats simultanément. Toujours en veille auprès des associations, il me faudrait l'énergie de Nicolas pour un meilleur suivi de notre demande d'adoption mais ce n'est pas son truc. Notre mariage n'a rien d'un sésame. Aucun dossier n'est déposé et, pour cause, notre candidature n'est toujours pas acceptée par les associations car il nous faut un certain nombre d'années révolues de mariage. La possibilité pour avancer serait de transformer notre agrément en désirant une fratrie directement. Dans ce cas, il s'agit d'une adoption « à particularité » puisque l'on accueillerait deux enfants. J'y pense depuis longtemps, persuadée que l'on est fait pour ça mais mon homme ne partage pas ce point de vue, alors nous attendons. Le plan B n'est pas encore activé. Je ne vois pas le bout de ce tunnel !

Il faut se battre pour son projet familial, son équilibre personnel mais aussi pour son couple, et avancer.

« So I hold back tears
Move in the right direction
Face my fears »
Gossip (Chanson : Move in the right direction)

Le comportement de nos proches est également en décalage avec celui que nous attendons. Le soutien est là mais il est maladroit. En parler ? Oui mais pas en continu et, malheureusement, la fréquence de nos traitements fait que le sujet deviendrait trop récurrent.

Lorsque nous les voyons, par pudeur, nous n'avons pas envie de dire que nous sommes en plein dans un protocole *(encore !)*, et pourtant, nous n'arrivons pas toujours à cacher ce rythme de fou, cette course aux médicaments.

Comment « tromper » la famille, quelles excuses donner pour ne pas se faire démasquer ni en parler quand juste l'instant présent est difficile à porter ?

La seule chose que nous souhaiterions annoncer est « LA » bonne nouvelle et non toutes les difficultés vécues.

Quels ont été les moments les plus bluffants pour nous ?

Probablement le week-end de notre fête familiale, chez nous, en juin 2015. Des injections quotidiennes même le soir de la fête par une amie médecin, une forme olympique à tenir et dès le lundi un aller-retour au CHU à cinq heures du matin pour revenir rapidement poursuivre les festivités le lundi midi avec vingt convives.

Ou encore le baptême de nos neveux avec également des injections quotidiennes à organiser sur la route à heure fixe entre Paris et la province. Madame Sablier a sorti un planning au cordeau pour que tout passe.

Evidemment impossible de gérer cela sans quelques complices bien informés, ces confidents qui savent à quel point le projet d'enfant est primordial depuis de longues dates pour moi.

XV - TROISIÈME ANNÉE DE TRAITEMENT

Mars 2017, en route vers l'ultime ponction.

La fin d'année 2016 a été difficile car cette fois-ci, j'ai enduré toute la phase médicamenteuse avant la ponction mais les résultats étant insatisfaisants, nous n'avons pas pu réaliser le prélèvement. La déception a été immense, tout comme le chagrin.

Encore un Noël difficile...

Avec les désormais très maigres espoirs que nous avons, les chances et les chiffres qui ne sont plus vraiment en notre faveur, nous engageons une dernière année de projet d'enfant et surtout le dernier essai avec ponction.

Nous avons commencé notre deuil face à ce projet qui n'aboutit pas. Je parle de deuil car je ne peux pas oublier ce que j'ai vécu physiquement et moralement. Nos petits qui n'ont pas réussi à s'accrocher. Ce parcours, je l'ai même tatoué sur ma peau. Le corps se rappelle, mon esprit aussi.

Je dois revoir ma vie, mes objectifs, ce que je veux faire. Nicolas doit également se projeter sur autre chose. Ce n'est pas évident. Il faut du temps *(de la patience !)* pour accepter « la fin des espoirs », et rien ne pourra remplacer la famille que nous n'aurons pas mais il faut réussir à être bien pour nous et pour notre présent.

« Je reprends réapprends à être vivant,
La chaleur, la douceur, je recommence autrement.
Le plus beau, le plus beau, quel que soit le prix,

Je sais ce qui me suffit.
Du soleil comme s'il en pleuvait,
Le cœur en été,
Et la vie avec toi
Du soleil mon eldorado
Au creux de ta peau,
Et la vie coulera... comme ça. »
Yannick Noah (Chanson : Mon Eldorado)

Cet essai est le dernier mais je l'aborde presque sereinement, presque soumise, presque avec fatalité mais évidemment sans aucune envie. Je relativise.

« Ne t'inquiète pas de l'échec, inquiète-toi des chances que tu manques lorsque tu n'essaies même pas. »
Jack Canfield

Et je projette la suite : la liberté retrouvée. Les sorties, les découvertes, les amis, la famille, le quotidien sans injection, le traitement adéquat pour lutter contre l'endométriose vite revenue et bien installée.

Ce protocole suivra le même déroulé que les précédents : beaucoup de piqûres, beaucoup d'échographies, beaucoup de route, beaucoup d'énergie consommée et toujours un soupçon d'espoir et une tonne de patience... sans résultat.

XVI - LE BILAN

« Le temps passe, et passe, et passe,
Et beaucoup de choses ont changé.
Qui aurait pu s'imaginer qu'le temps serait si vite écoulé.
On fait l'bilan calmement en s'remémorant chaque instant »
Neg Marrons (Chanson : Le bilan)

Si nous dressons un petit bilan de comptable, sur vingt-quatre mois de FIV, une fois l'opération contre l'endométriose faite, notre parcours aura été le suivant :

9 traitements
6 ponctions faites
2 essais-bis sur des embryons congelés
1 traitement interrompu avant ponction

Chaque protocole aura duré en moyenne trente-trois jours soit à peu près trois cents jours au total de traitement médicamenteux.

Ajoutons à cela environ :
160 injections
50 prises de sang
40 échographies.
Et pas loin de 16 000 kilomètres parcourus pour se rendre au CHU !

Ne soyez pas décontenancés en lisant ces chiffres.

Ce qu'il faut surtout retenir c'est que j'ai eu la chance de revêtir une bonne vingtaine de fois ma célèbre casaque cul nu... Peut être la prochaine mode ! *(Il est certain que, si un jour, vous en voyez une, vous penserez à moi.)*

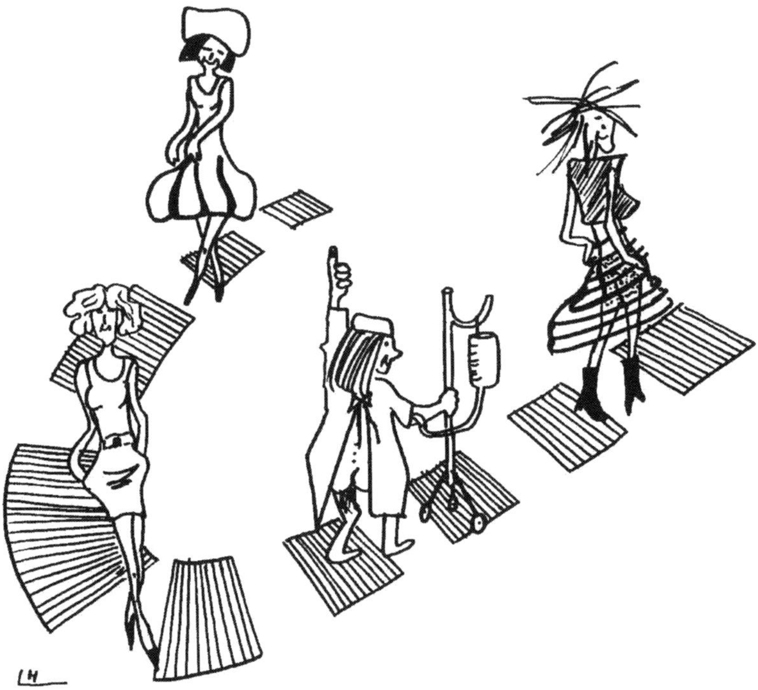

Nous aurons vécu une aventure compliquée que nous ne souhaitons à personne. De l'impatience à la patience, de l'espoir à la déception, de l'acharnement à l'acceptation, de l'équilibre à la vie. Autant de moments, de sentiments que l'on traverse en empruntant ce chemin.

Les fondations doivent être solides, l'environnement bienveillant, l'amour au rendez-vous pour pouvoir supporter chaque étape.

En finalité, il faut comprendre que notre bonheur ne tient qu'à nous mais pas à une FIV ; et que le résultat d'une FIV ne dépend pas de nous.

Il n'est pas interdit de pleurer mais il ne faut pas lâcher car quelle qu'en soit l'issue, on ressort grandi de cette épreuve.

« La force ne vient pas des capacités physiques ; elle vient d'une indomptable volonté »
Mahatma Gandhi

Il ne faut pas abandonner ses rêves, mais parfois, les transformer.

XVII - APRÈS LES ŒUFS, LES COQUILLES

Nous avons parlé des œufs, mais que serait cette histoire sans les coquilles ?

Lorsque nous arrivons dans le monde médical, par méconnaissance du jargon, nous devons, de fait, faire confiance. Mais il n'est pas interdit de poser des questions, de noter, de vérifier. Il ne faut pas juste subir car il s'agit bien de notre santé et non d'un jeu. Je pensais l'avoir suffisamment fait et avec beaucoup de rigueur, mais malgré une grosse surveillance, certaines choses nous échappent.

Donc voici un petit Best Of de cette aventure.

Questionner

Rappelez-vous, lors de l'opération sur mon endométriose, l'urologue m'avait posée une sonde Double J pour protéger le petit canal. À la lecture du compte rendu d'intervention, cette manipulation avait été faite et le Docteur Foufoune m'avait alors précisé que ce petit matériel serait retiré sous un à deux mois.

Pendant ma convalescence, tout s'était bien passé. Cette sonde ne m'avait pas gênée et je n'y pensais plus jusqu'au rendez-vous post-op, un mois après l'opération avec le Docteur Foufoune.

Je l'interroge alors sur cette sonde.

— Quand l'enlève-t-on ?

Je sens une certaine absence... un ange passe...

— Mais quelle sonde ?

— La sonde Double J. Mais enfin Docteur Foufoune, la sonde posée lors de l'intervention.

— Ha oui, je vais en parler à l'urologue et vous redis.

Un petit appel téléphonique plus tard, me voilà avec une radio à passer pour contrôler la sonde, avant de la retirer. Bizarre, bizarre, je sens qu'il y a quelque chose de louche.

Une semaine après je vais passer cette radio et le médecin me dit

— Pourquoi venez-vous ?

— Pour vérifier la sonde Double J posée il y a deux mois.

— Mais Madame, vous n'avez aucune sonde.

Très ridicule sur le moment, je relativise : finalement j'évite une manipulation peu agréable, donc cette erreur dans le rapport médical m'arrange un peu. Cependant, ma star du bloc a droit à un mail bien tourné.

Petit conseil :

Assurez-vous de l'état de votre corps !

Relisez toujours les comptes-rendus et courriers des médecins, ne les oubliez pas et posez des questions.

Exiger

Le seul arrêt de travail que j'ai pris pendant cette tranche de vie est celui lié à l'opération. Deux mois m'ont été indispensables pour reprendre du poil de la bête et être d'attaque pour les FIV.

La période d'hospitalisation a été difficile à vivre et le jour de la sortie j'étais encore très fébrile. C'est une interne qui a validé mon autorisation de rentrer à la maison. Elle arrive dans ma chambre, accompagnée de quatre jeunes étudiants, comme lors d'un épisode de « Grey's anatomy ». Elle écoute son étudiant, hoche la tête et me dit que je sors bien aujourd'hui - même. Me voilà soulagée.

Je lui demande les ordonnances nécessaires pour la suite des soins et l'arrêt de travail.

— Quel métier faites-vous ?

— Je suis dans les chiffes.

— Ah oui, assise à un bureau toute la journée. Je vous fais donc un arrêt de trois jours cela va suffire car vous n'allez pas être trop fatiguée avec votre travail.

— Non. Ce n'est pas ce que le Docteur Foufoune m'avait expliqué et je vous assure que trois jours ne me permettent pas de reprendre mon travail.

— Si, si. Il n'y a pas de raison.

— Alors appelez le Docteur Foufoune car je ne pars pas sans l'arrêt d'un mois initialement prévu. Savez-vous quelle opération je viens de subir exactement et combien de temps elle a duré ? »

Quinze minutes après, l'arrêt était rédigé et conforme aux recommandations de Foufoune.

Petit conseil :

Même lorsque vous êtes dans le brouillard, restez vigilant et tenace face au corps médical.

Vérifier

Incapable de m'auto - injecter les traitements de FIV, j'ai sollicité un cabinet infirmier à raison d'une ou deux injections quotidiennes. Leur vigilance et mon attention n'ont pas permis d'éviter une erreur de dosage d'hormones.

Je connais la prescription par cœur mais entre l'ordonnance, le conditionnement du médicament, la seringue utilisée : il n'est pas très facile pour un non expert de tout appréhender.

Pour la première erreur, un assemblage de médicaments devait être fait. Une partie du mélange était à injecter immédiatement et l'autre détruite. J'ai repéré que le niveau de produit dans la seringue se rapprochant de mon ventre était différent du visuel habituel, et pour cause : les doses avaient été inversées.

Une autre fois, c'est une double injection qu'il a fallu faire. L'infirmière me pique. Au bout de quelques secondes, je sens du liquide couler sur mon ventre. Je regarde et nous constatons alors que la préparation ne se déverse pas par l'aiguille mais à côté. La seringue était défectueuse.

Enfin, sur le dernier protocole, le médicament était différent et nécessitait un stylo particulier pour les injections. S'agissant d'un traitement récent, le pharmacien ne le connaissait pas et ne savait pas que le stylo était fourni à part, en complément des boites de médicaments.

Ainsi, aux premières piqûres, n'ayant pas le stylo, l'infirmier a dû calculer les doses à injecter par une seringue classique pour les quatre premières journées.

Dans ce cabinet, tous les jours, l'infirmier s'occupant de moi est différent. Donc tous les jours, je ré expliquais ce petit souci et répétais la quantité à m'injecter. Tous les jours, ils m'assuraient que tout était bon.

Au quatrième jour, avec le bon dosage la fiole devait être vide. Au quatrième jour, après la dernière injection, la fiole n'était pas vide et il restait environ 15% du flacon.

L'erreur peut vite arriver et selon le médicament les conséquences peuvent être très graves.

Petit conseil :

Vérifiez toujours les médicaments et les dosages que l'on vous administre.

Indépendamment des actes : protégez aussi vos oreilles.

Oui, oui, les oreilles. Cela vous surprend ? Vous ne voyez pas pourquoi ? Et pourtant, on subit la maladresse verbale des autres et l'envie de répondre est forte mais il faut se maîtriser.

« L'humour, c'est de savoir que tout, absolument tout, est drôle ; dès l'instant que c'est aux autres que cela arrive. »
Marcel Achard

Allez, voilà ce que j'ai entendu et ce que j'aurais aimé répondre...

Commençons par notre préféré, notre chouchou, notre Docteur Foufoune !

Nous retournons à ma visite post-opératoire. La Star du bloc vérifie son travail et j'ai droit à un contrôle des cicatrices externes et internes. Il reste encore des points de suture mais tout est sain. Nicolas est sorti pendant l'examen de contrôle. Docteur Foufoune m'annonce alors que je vais pouvoir rentrer en protocole de FIV dès que je le souhaite et surtout il est ravi de m'annoncer que je peux reprendre une activité sexuelle.

Très enthousiaste mais avec un sourire bête, il me dit alors :

— Vous voulez que je l'annonce à votre mari ?

— Non, merci. ça ira.

— Si, si je peux lui dire.

— Non, vous ne pouvez pas.

Mais enfin Foufoune, laisse-moi gérer cela !

Il fait rentrer Nicolas dans son bureau et reprend le suivi post-op. Et tout d'un coup, il regarde mon homme et très élégamment, comme vous pouvez l'imaginer, lui dit :

— Monsieur, tout va bien pour Madame vous pouvez à nouveau avoir des rapports sexuels.

Ce gros lourd n'a pas pu résister. Mais heureusement que Nicolas est bien plus classe, et lui répond froidement :

— Je ne vous ai rien demandé !

***

Six mois après l'opération les premières douleurs reviennent et les intestins sont capricieux. Les crises violentes nous inquiètent pour la suite. Nous retournons voir Docteur Foufoune Au bout de quinze minutes de rendez-vous et après une palpation très désagréable, il n'y a rien d'alarmant. Ces problèmes sont liés aux protocoles de FIV.

Il conclut par un conseil avisé :

— Je vais faire un courrier à votre généraliste pour lui expliquer que vous êtes inquiète et que vous devez boire de l'eau.

Mais Foufoune arrête un peu ton sketch ! Tu crois vraiment qu'on parcourt quatre heures de route et une heure en salle d'attente juste pour s'entendre dire de boire de l'eau !

Mon dossier est maintenant moins palpitant que lorsqu'il y avait une opération à faire mais j'ai vraiment mal au ventre. C'est sûr que boire de l'eau va améliorer mon quotidien.

Evidemment ce conseil n'aura servi à rien.

***

Au cinquième protocole, la mécanique est rodée. Je sais où j'en suis et ce que je vais traverser. Sauf que le jour de la ponction, lorsque je suis prise en main par l'aide-soignante en zone de transit, au lieu de parler de généralités, elle décide de m'interroger :

— Vous connaissez le déroulé de l'intervention ?

— Oui.

— Vous en êtes à combien de ponction ?

— Il s'agira de la cinquième.

— Ha donc c'est la dernière, il faut que ça marche alors !

C'est quoi cette claque gratuite ? Merci Madame, sachez que je souhaite que tout protocole fonctionne pour éviter d'en vivre un nouveau et surtout pour avoir notre enfant.

Et comme si cela ne suffisait pas :
— Mais sinon vous n'avez pas pensé à l'adoption ?
— Si. Nous avons un dossier.
Ok, donc là notre situation est tellement désespérée avec les FIV que l'adoption est indispensable. Et maintenant on va me charcuter le ventre pour quoi déjà ? Elle a voulu être gentille, elle m'a complètement cassé le moral.

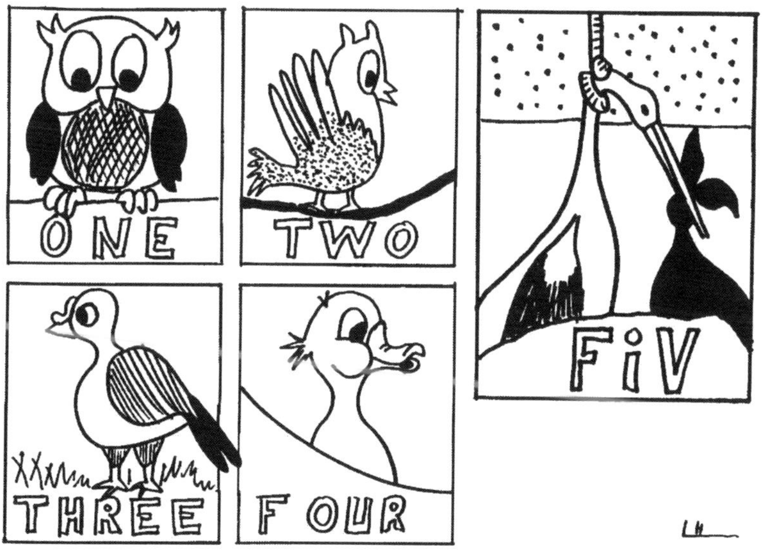

***

Les remarques ont sensiblement été les mêmes avec plusieurs infirmiers rencontrés pendant cette période :
— Vous démarrez un nouveau traitement donc ça n'a pas marché la dernière fois.

À ton avis ? La dernière tentative c'était il y a deux mois, j'ai l'air d'être enceinte ?

– Et combien de fois allez-vous encore essayer car ça fait beaucoup ?

De quoi je me mêle ? Je te demande, toi, si tu prévois d'avoir un nouvel enfant ?

– Vous devriez essayer l'adoption car ça fonctionne. Moi j'ai des amis qui ont adopté une petite fille il y a 7 ans.

Au lieu de sortir de belles histoires, soit factuel à l'instant T, les pays se ferment, les chances d'avoir un enfant sont extrêmement minces. Ne vend pas du rêve à une personne qui endure ce type de protocoles !

– Bon ça serait peut-être bien d'arrêter car physiquement c'est très compliqué.

Mais si tu savais à quel point c'est compliqué physiquement et moralement. Mais toi qui a une jolie famille de trois enfants, qui est heureux de me raconter que tu as fêté l'anniversaire de ton fils le week-end dernier, imagine-toi sans tes enfants, sans tous ces jolis moments et cela pendant toute ta vie... Alors est-ce bien cela que tu me conseilles d'abandonner ?

– Sinon vous ça va ?

Mais oui évidemment que tout va bien. On enchaîne échec sur échec et on doit faire face. On va prendre le thé ensemble ou tu me fais ma piqûre ?

Tout cela est plein de gentillesse mais tellement pénible pour moi. C'est idiot mais c'est ainsi.

« L'humour est la forme la plus saine de la lucidité. »
Jacques Brel

***

Et puis, un an et demi après mon opération, nous revoyons mon Docteur Foufoune pour un contrôle. Il nous fait rentrer dans son bureau, me regarde et me dit :

— Pourquoi venez-vous ?

— Pour faire un contrôle comme vous nous l'aviez conseillé.

— Ha bon. Je vous ai déjà opérée ?

C'est signé « la classe à la Foufoune » !

XVIII - ÉPILOGUE, LA DERNIERE PORTE

Mon combat est fini. Cette page doit se tourner.

Pour l'adoption, compte tenu de nos âges respectifs, il ne serait pas raisonnable d'accueillir un enfant dans cinq ou dix ans. Avoir un enfant oui, mais pas à tout prix. Il ne faut pas le faire pour soi sans penser aussi aux conséquences pour l'enfant. Là encore il s'agit d'un choix de couple, de convictions personnelles.

« J'ai rien vu passer
Bloqué dans le passé
J'me sens menacé
Par le temps, cheveux blancs
J'ai rien vu passer »
Black M (Chanson : Cheveux blancs)

Pour un enfant biologique, le travail sur l'acceptation devait commencer.

Un dernier échange téléphonique avec le Professeur Yoda pour le remercier de son accompagnement et de sa bienveillance, et soudain, une nouvelle proposition du corps médical... qui vient perturber l'équilibre précaire que nous installions en essayant d'accepter notre nouvelle vie.

Un sujet dont nous avions à peine parlé car nous ne pensions pas pouvoir relever de ce type de critère. Pour la première fois, le Professeur Yoda émet la possibilité d'un autre traitement.

Le dossier n'est finalement pas fermé mais il demande encore d'énormes concessions.

Je ne sais pas encore si j'ai le courage de continuer.
Je ne sais pas encore si j'ai le courage d'y renoncer.

Sommaire

librinova
www.librinova.com

Printed in Great Britain
by Amazon

50123020R00061